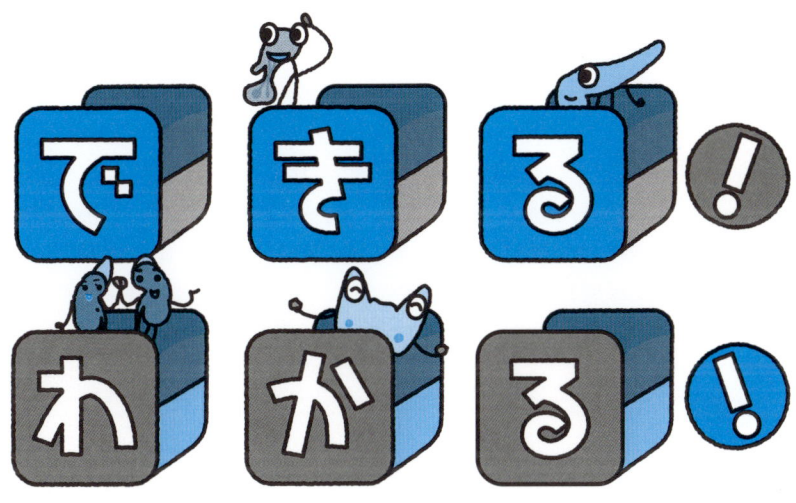

内分泌機能検査

〔編集〕 **成瀬　光栄** 国立病院機構京都医療センター
臨床研究センター副センター長／内分泌代謝高血圧研究部部長

中尾佳奈子 国立病院機構京都医療センター内分泌代謝内科

〔編集協力〕 **立木　美香** 国立病院機構京都医療センター内分泌代謝内科

植田　洋平 国立病院機構京都医療センター内分泌代謝内科

中外医学社

序

　内分泌疾患の診断において，ホルモンの分泌状態を評価する機能検査と病変の局在を形態学的に評価する画像検査が二つの柱である．前者は長らく内分泌負荷試験とよばれてきた．著者が東京女子医科大学第二内科に入局した当時は，病棟回診の木曜を除いて，毎日午前中は外来診察室で負荷試験の枠が設けられ，指導医と研修医がペアとなって負荷試験当番となり，試験薬，注射器，採血用シリンジ，ヘパリン，採血管，かき氷などを準備，時間ごとの採血にまさに「こま鼠」のように走り回って担当したことが，昨日のことのように思いだされる．その後，内分泌学の進歩と共に，実施される検査も変遷し，患者にとってリスクのある検査は次第に姿を消し，また逆に新たに実施されるようになった検査もある．採血のタイミングも以前は負荷前，30分，60分，90分，120分後などと規則性とより多くの情報が重視されたが，その後，保険診療上の保険点数の変動に応じて，可能な限り採血時間の短縮化と採血回数の減少が試みられてきた．また，結果の判定基準も診療ガイドラインの策定，標準化と共に，次第に整理，統合，共通化されてきている．さらに，負荷試験という名称も，患者への負担をかけるニュアンスがあることから，機能検査との表現が普及しつつある．このように，内分泌機能検査は時代と共に進化・変遷を続けているといえる．内分泌機能検査の適切な実施と結果の判断は，内分泌疾患の診療の根幹をなすといえる．

　この度，内分泌の診療現場で特に頻繁に実施されている検査に焦点をしぼり，各疾患の診療ガイドラインにおける機能検査の位置付け，実施方法，判定方法などを簡潔に解説する書籍が企画された．編集・執筆においては，現場感覚溢れる，実際的な書物とするため，ベッドサイドで実際に検査を担当している'経験豊かな'若手医師3名の協力を得た．

　その結果，最新の内容を簡潔，実際的にまとめることができたと考えている．改めて3名の編集協力者の尽力に感謝する次第である．本書が内分泌機能検査を実施するすべての医師に役立ち，内分泌疾患診療水準の向上に貢献できれば幸いである．

　　　平成26年1月

国立病院機構京都医療センター
内分泌代謝高血圧研究部部長
成瀬光栄

目　次

総論　〈成瀬光栄〉
1. 内分泌機能検査の基本知識 …… 2
2. 検査の準備 …… 4
3. 機能検査の注意点 …… 6

A　視床下部・下垂体疾患

■ 疾患診断基準とアルゴリズム ■　〈植田洋平〉
1. 先端巨大症 …… 8
2. プロラクチノーマ …… 10
3. クッシング病 …… 12
4. 下垂体前葉機能低下症 …… 16
5. 尿崩症（中枢性） …… 22

■ 関連する内分泌機能検査 ■　〈中尾佳奈子〉
1. 75g経口ブドウ糖負荷試験 …… 24
2. ブロモクリプチン試験 …… 26
3. オクトレオチド試験 …… 28
4. TRH試験 …… 30
5. LHRH試験 …… 32
6. CRH試験（下垂体疾患） …… 34
7a. 少量デキサメタゾン抑制試験 …… 36
7b. 大量デキサメタゾン抑制試験 …… 37
8. 日内変動（下垂体疾患） …… 38
9. DDAVP試験 …… 40
10. GHRP-2試験 …… 42
11. インスリン低血糖試験 …… 44
12. GHRH試験 …… 46
13. 水制限試験 …… 48
14. 高張食塩水負荷・DDAVP試験（尿崩症） …… 50

B 甲状腺疾患　〈立木美香〉

1．甲状腺機能・基礎値の評価 …………………………………………… 52

C 副甲状腺および関連疾患　〈中尾佳奈子〉

1．副甲状腺機能・基礎値の評価 ………………………………………… 54

D 副腎および関連疾患

■ 疾患診断基準とアルゴリズム ■　〈植田洋平〉
1．クッシング症候群 ……………………………………………………… 56
2．サブクリニカルクッシング症候群 …………………………………… 58
3．原発性アルドステロン症 ……………………………………………… 60
4．原発性副腎皮質機能低下症 …………………………………………… 63
5．腎血管性高血圧 ………………………………………………………… 64

■ 関連する内分泌機能検査 ■　〈立木美香〉
1．デキサメタゾン抑制試験（副腎疾患） ……………………………… 66
2．CRH 試験（副腎疾患） ……………………………………………… 68
3．日内変動（副腎疾患） ………………………………………………… 69
4．カプトプリル試験 ……………………………………………………… 70
5．生理食塩水負荷試験 …………………………………………………… 72
6．フロセミド立位試験 …………………………………………………… 74
7．経口食塩負荷試験 ……………………………………………………… 76
8．迅速 ACTH 試験 ……………………………………………………… 78
9．連続 ACTH 試験 ……………………………………………………… 80

E 性腺疾患

■ 疾患診断基準とアルゴリズム ■　〈植田洋平〉
1．多嚢胞性卵巣症候群 …………………………………………………… 82

■ 関連する内分泌機能検査 ■　〈立木美香〉
1．LHRH 試験（婦人科領域） ………………………………………… 84

F 消化管ホルモン産生腫瘍

■ 疾患診断基準とアルゴリズム ■ 〈植田洋平〉
　1．インスリノーマ ……………………………………………………………… 86

■ 関連する内分泌機能検査 ■ 〈立木美香〉
　1．絶食試験 ………………………………………………………………………… 88
　2．選択的動脈内カルシウム注入試験（SACI または ASVS）…………………… 90

附表　血中 IGF-I 濃度基準範囲 ……………………………………………………… 92

編集協力者から …………………………………………………………………………… 93
索引 ………………………………………………………………………………………… 94

できる！わかる！
内分泌機能検査

総 論

1 内分泌機能検査の基本知識

ポイント
- 内分泌系は生体内環境のホメオスターシス維持に重要な役割を担っている．
- ホメオスターシス維持の基本的機序はネガティブフィードバック機構で，上位ホルモンと下位ホルモン，ホルモンと標的組織における作用の相互関係を調節している．

1．ネガティブフィードバック機構（図1）
1）上位の内分泌組織と下位の内分泌組織との関係を例にしている．上位内分泌組織からのホルモン①は下位内分泌組織の受容体に作用して，ホルモン②の分泌を促進する．増加したホルモン②は上位内分泌組織に抑制的に作用し，ホルモン①の分泌を抑制する．すなわち，上位組織への情報のフィードバックの結果，上位組織の作用が抑制されるため，ネガティブフィードバックとよばれる（図1-A）．
2）一方，下位内分泌組織からのホルモン②が減少すると，上位内分泌組織へのネガティブフィードバック機構が減弱し，結果として上位内分泌組織からのホルモン①が増加する．増加したホルモン①はホルモン②を増加するように作用する（図1-B）．

2．内分泌機能検査
ホルモン分泌の予備能を評価する刺激試験とホルモンの自律性過剰分泌を評価する抑制試験の2通りがある（図2）．

1）刺激試験
ホルモンが一定以上の増加を示せば，予備能は正常と判定する一方，ホルモンの増加反応が一定基準以下である場合は，予備能が不足しており，異常すなわち機能低下と判定する．

2）抑制試験
ホルモンが一定以下に抑制されれば，ネガティブフィードバック機構が正常に作動する，すなわち，その組織からのホルモン分泌は正常であると判定する．ホルモンが一定以下に抑制されない場合は，ネガティブフィードバック機構が正常に作動しない，すなわち，その組織からのホルモン分泌が自律

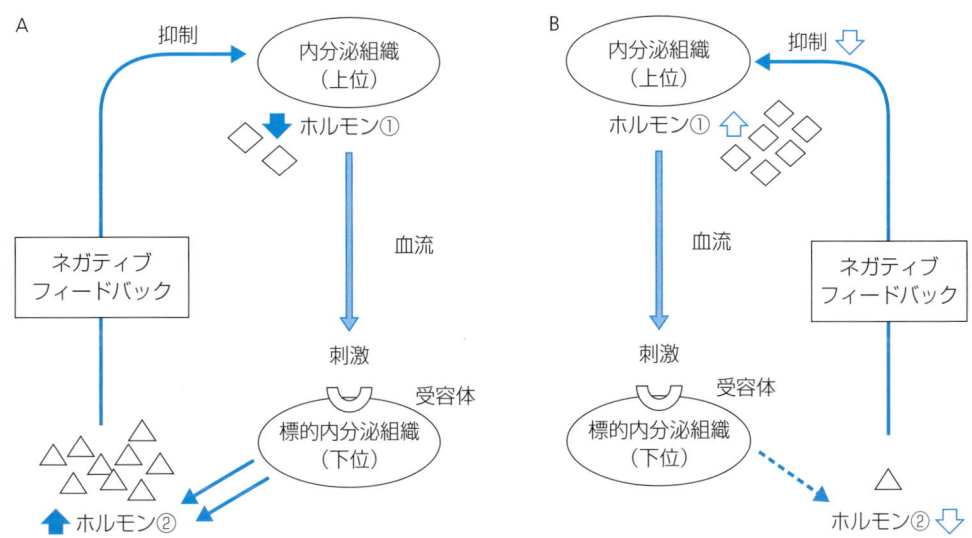

図1 ネガティブフィードバック機構　A：フィードバックの増強，B：減弱

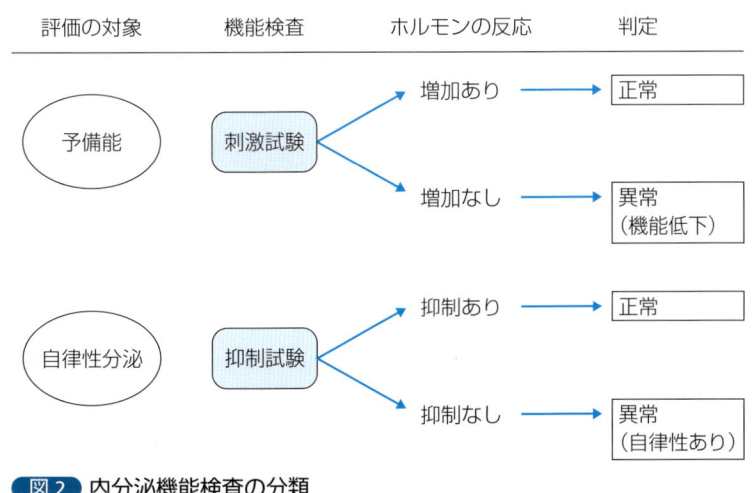

図2 内分泌機能検査の分類

性を有していると判定する．

気をつけよう！

- 評価対象となる内分泌組織とホルモンにより，多様な刺激試験と抑制試験の中から実施すべき適切な検査を選択する必要がある．
- 各検査ごとに採血の方法，タイミング，副作用などが異なるので注意を要する．

2 検査の準備

> **ポイント**
> - 内分泌機能検査は診断, 治療方針の決定に重要な情報を提供するが, 同時に患者に「負荷」をかけることから, 実施に際して十分な準備が不可欠である.

主要な準備 (図3)
□ **検査の必要性に関する十分な検討**
　診断と治療方針決定における必要性を十分に検討する. 学会からガイドラインや診療指針が発表されている場合は適宜準拠して行う.

□ **適切な検査の選択**
　類似の検査があるため, より適切な検査と組み合わせを選択する. また複数の検査をする場合, 相互の影響も考慮して, 実施の順序を決定する.

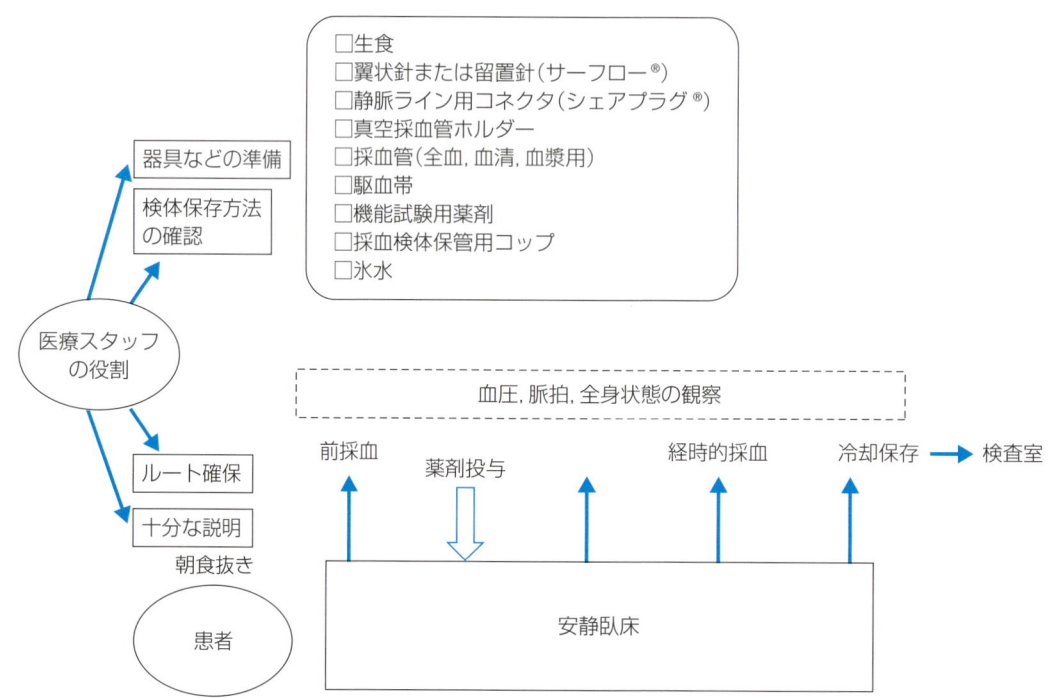

図3　内分泌機能検査の準備と流れ

□対象となる患者への十分な説明（利益・不利益・限界など）

　検査の目的，必要性，検査の具体的な内容，得られる利益と限界，副作用などを，事前に十分に説明しておく．説明文書を作成しておくことが望ましい．専門的な内容の口頭のみでの説明は，患者にとって必ずしもきちんと理解できるとは限らない．

□患者の同意取得

　説明後に患者の同意を得てそのことをカルテに記載しておく．リスクが高い場合は，文書での同意取得が望ましい．

□検査のための前処置

　前日，当日の食事や飲水，服薬の可否につき，事前に指示をだしておく．検査当日に食事や服薬をして検査が延期になることも時に経験される．

□検査当日に必要な器具や薬剤の準備

　必要な物品は図3に記載した．ルート確保や採血方法は施設毎で多少異なるため，経験ある方法で実施する．

□ルート確保

　経時的な採血，検査用薬剤の投与，副作用などの際の処置に必要である．逆流による血液凝固を防止するためペアンまたは静脈用ラインコネクタを使用しロックする．

□必要な検体の採血条件

　測定するホルモンなどにより，全血，血清，血漿など，種類が異なることがあるので，必ず採血条件を確認しておく．また採血後の検体保存が室温か氷冷かなども確認する．

□検査中の患者のバイタルサイン，全身状態などの観察

　定期的な患者の観察はきわめて重要である．血糖や血圧に影響する検査では特に注意を要する．

□副作用が生じた際の対策・準備

　頻度は少なくても，重篤な副作用が起きないとは限らない．発生した場合に内科ができる処置を準備しておくとともに，コンサルトすべき関連診療科との連携を準備しておく．

3 機能検査の注意点

> **ポイント**
> 機能検査の注意点
> - ホルモンの採血条件と保存条件の確認をする．
> - 検査結果に影響する諸因子を考慮する．
> - 検査に伴う重篤な副作用と対処を理解しておく．

前項では機能検査の準備を主として検査中全般の留意点を解説した．本項ではさらに，機能検査に関わる3つの注意点をまとめた．

1．ホルモンの採血条件と保存条件（図4）

ホルモンの種類はきわめて多く，血液中での分解・代謝，安定性，さらにその測定法も様々である．それゆえ，測定するホルモンにより，血漿あるいは血清のいずれが必要かが決まっているため，採血管を間違わないようにする必要がある．血漿にはEDTANa2あるいはヘパリンを用いる．さらに，採血後の採血管を氷冷する必要がある場合，あるいは室温でも問題ない場合がある．ホルモンごとに，採血条件と保存条件を確認する．ペプチドホルモンやアミン類は血漿かつ氷冷を要する一方，タンパクホルモンやステロイドホルモンは血清かつ室温でよい．

2．検査結果に影響する諸因子（図5）

本来，機能検査の結果は内分泌機能，病態を反映する．しかしながら，実際には様々な要因が結果に影響する可能性がある点を十分に理解しておく必要がある．検査結果に影響する要因として①検査自体に関わる要因，②人為的な要因，③判定に関わる要因の3つがある．

①検査に関わる要因：前処置，採血条件，採血時刻，保存条件などがある．いずれも前項で解説した通り，検査に対する事前の十分な準備が必要である．

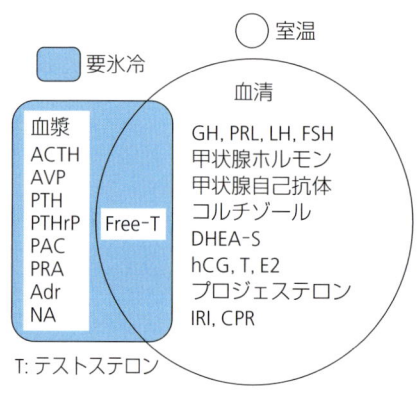

図4 ホルモンの採血・保存条件

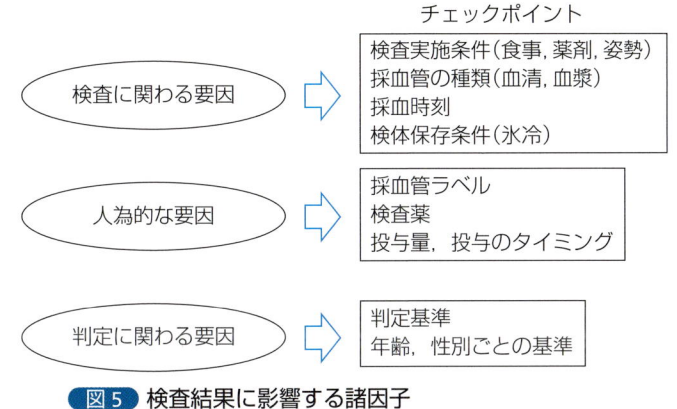

図5 検査結果に影響する諸因子

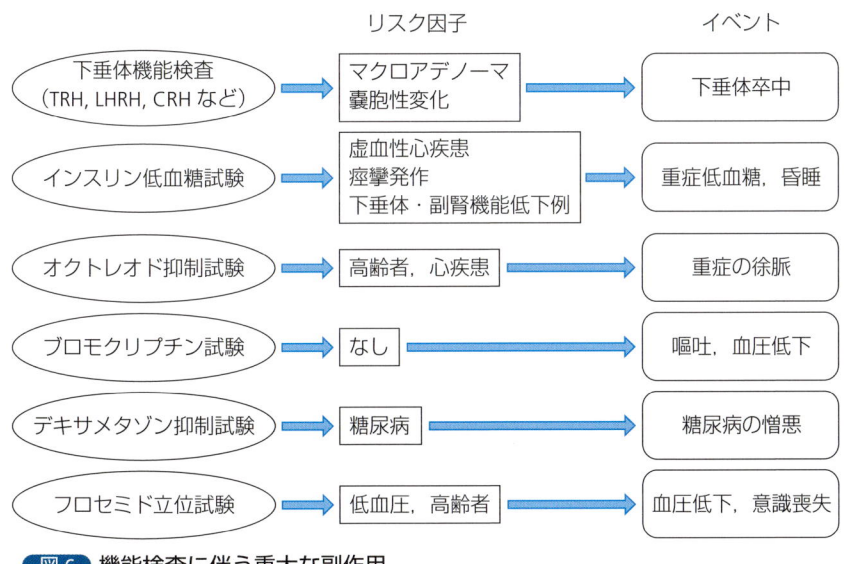

図6 機能検査に伴う重大な副作用

②人為的な要因：採血管のラベル，投与薬剤，投与量などは，検査結果に影響するのみならず，患者の不利益がきわめて大きいことから，いずれも絶対に間違うことができない重要なポイントである．

③判定に関わる要因：機能検査には各々，結果の判定基準が報告されている．必ずしも確立されていない場合もあるが，判定基準を参考に，得られた結果を慎重に判定する必要がある．判定基準が性別，年齢で異なることもあるので注意する．

3．検査に伴う重大な副作用（図6）

機能検査では患者に投与する検査薬により，重篤な副作用を生じることがある．代表的なものを図6に示した．下垂体検査に伴う下垂体卒中，インスリン低血糖に伴う昏睡，デキサメタゾンによる糖尿病の増悪，フロセミド立位試験による低血圧，意識喪失などが代表的である．検査実施の適応を慎重に判断すること，起こりえる副作用を理解しておくこと，実際の副作用が生じた際の対処法を理解し準備しておくことが重要である．

A 視床下部・下垂体疾患

1 先端巨大症
疾患診断基準とアルゴリズム

先端巨大症 の 診断の手引き[1]

Ⅰ．主症候[注1]
　（1）手足の容積の増大
　（2）先端巨大症様顔貌（眉弓部の膨隆，鼻・口唇の肥大，下顎の突出など）
　（3）巨大舌

Ⅱ．検査所見
　（1）成長ホルモン（GH）分泌の過剰
　　　　血中GH値がブドウ糖75g経口投与で正常域まで抑制されない[注2]．
　（2）血中IGF-1（ソマトメジンC）の高値[注3]
　（3）MRIまたはCTで下垂体腺腫の所見を認める[注4]．

Ⅲ．副症候および参考所見
　（1）発汗過多　　　　　　　（6）耐糖能異常
　（2）頭痛　　　　　　　　　（7）高血圧
　（3）視野障害　　　　　　　（8）咬合不全
　（4）女性における月経異常　（9）頭蓋骨および手足の単純X線の異常[注5]
　（5）睡眠時無呼吸症候群

（注1）発病初期例や非典型例では症候が顕著でない場合がある．
（注2）正常域とは血中GH底値1μg/L（リコンビナントGHを標準品とするGH測定法）未満である．糖尿病，肝疾患，腎疾患，青年では血中GH値が正常域まで抑制されないことがある．また，本症では血中GH値がTRHやLH-RH刺激で増加（奇異性上昇）することや，ブロモクリプチンなどのドパミン作動薬で血中GH値が増加しないことがある．さらに，腎機能が正常の場合に採取した尿中GH濃度が正常値に比べ高値である．
（注3）健常者の年齢・性別基準値を参照する．栄養障害，肝疾患，腎疾患，甲状腺機能低下症，コントロール不良の糖尿病などが合併すると血中IGF-Iが高値を示さないことがある．

(注4) 明らかな下垂体腺腫所見を認めないときや，ごく稀にGHRH産生腫瘍の場合がある．
(注5) 頭蓋骨単純X線でトルコ鞍の拡大および破壊，副鼻腔の拡大，外後頭隆起の突出，下顎角の開大と下顎の突出など，手X線で手指末節骨の花キャベツ様肥大変形，足X線で足底部軟部組織厚heel padの増大＝22 mm以上を認める．
(附1) ブドウ糖負荷でGHが正常域に抑制されたり，臨床症候が軽微な場合でも，IGF-1が高値の症例は，画像検査を行い総合的に診断する．

【診断の基準】
　確実例：Iのいずれか，およびIIを満たすもの．

解説

- 先端巨大症の診断は，手足の容積の増大，先端巨大症様顔貌，巨大舌などの主徴候，内分泌学的検査によるGH分泌過剰，および画像検査による下垂体腺腫の証明による．
- 先端巨大症に特徴的な内分泌学的検査所見として以下のものがある．
  ①75 g経口ブドウ糖負荷試験（75gOGTT）によりGHが1 μg/Lまで抑制されない．
  ②血中IGF-1が高値である（巻末の血中IGF-1濃度基準範囲参照）．
  ③TRH試験，LHRH試験でGHが奇異性に上昇する．
  ④ブロモクリプチンなどのドパミン作動薬でGHが増加しない．
- MRI（またはCT）で下垂体腺腫を確認する．しかし，明らかな下垂体腺腫を認めない例や，ごく稀にGHRH産生腫瘍のことがある．
- 参考症状として，発汗過多，月経異常，睡眠時無呼吸症候群，耐糖能異常，高血圧，咬合不全がある．下垂体腫瘍の大きい場合は，頭痛，視野障害を認めることがある．
- 単純X線の所見も参考になる．頭蓋骨X線ではトルコ鞍の拡大や破壊，副鼻腔の拡大，外後頭隆起の突出，下顎角の開大と下顎の突出を認める．手のX線では末節骨先端の花キャベツ様変形が，足のX線ではheel pad thicknessを認める．

気をつけよう！

■ IGF-1は年齢，性別で基準値が異なるため注意が必要である．また，栄養障害，肝疾患，腎疾患，甲状腺機能低下症，コントロール不良の糖尿病があれば高値を示さないこともある．IGF-1高値の例では，75gOGTTでGHが正常域まで抑制される場合，臨床徴候の軽微な場合でも画像診断を行い総合的に診断することが必要である．

ワンポイントアドバイス
患者が最初に受診するのは手根管症候群や変形性関節症などのために，整形外科であることが多い！

◆文献
1) 大磯ユタカ, 他. 先端巨大症および下垂体性巨人症の診断と治療の手引き（平成24年度改訂）. 厚生労働科学研究費補助金　難治性疾患克服研究事業　間脳下垂体機能障害に関する調査研究班　平成24年度総括・分担研究報告書. 2013.

疾患診断基準とアルゴリズム
2 プロラクチノーマ

プロラクチン（PRL）分泌過剰症 の 診断の手引き[1]

I．主症候
- （1）女性：月経不順・無月経，不妊，乳汁分泌，頭痛，視力視野障害
- （2）男性：性欲低下，陰萎，頭痛，視力視野障害

II．検査所見
血中 PRL 基礎値の上昇
複数回測定し，いずれも 20 ng/mL（測定法により 30 ng/mL）以上を確認する．

III．鑑別診断（表1参照）
1．薬剤服用
　　表1の1の薬剤服用の有無を確認する．
　　該当薬があれば2週間休薬し，血中 PRL 基礎値を再検する．
2．原発性甲状腺機能低下症
　　血中甲状腺ホルモンの低下と TSH 値の上昇を認める．
3．視床下部—下垂体病変
　　1，2を除外したうえでトルコ鞍部の画像検査（単純撮影，CT，MRI など）を行う．
　　1）異常なし
　　　他の原因（表1の5）を検討する．
　　　該当なければ視床下部の機能性異常と診断する．
　　2）異常あり
　　　・視床下部・下垂体茎病変：
　　　　表1の3の2）を主に画像診断から鑑別する．
　　　・下垂体病変：
　　　　PRL 産生腺腫（腫瘍の実質容積と血中 PRL 値がおおむね相関する）
　　　　他のホルモン産生腺腫

【診断の基準】
確実例：IおよびIIを満たすもの．

A．視床下部・下垂体疾患

表1 高PRL血症をきたす病態（文献1より改変）

1. 薬物服用（代表的な薬剤をあげる）
   1) 抗潰瘍剤・制吐剤〔プリンペラン®（metoclopramide），ナウゼリン®（domperidone），ドグマチール®（sulpiride）など〕
   2) 降圧剤〔アポプロン®（reserpine），アルドメット®（α-methyldopa）など〕
   3) 向精神薬〔フルメジン®（phenothiazine），セレネース®（haloperidol），イミドール®（imipramine）など〕
   4) エストロゲン製剤（経口避妊薬など）
2. 原発性甲状腺機能低下症
3. 視床下部・下垂体茎病変
   1) 機能性
   2) 器質性
      (1) 腫瘍（頭蓋咽頭腫，胚細胞腫，非機能性腫瘍など）
      (2) 炎症 肉芽腫（下垂体炎，サルコイドーシス，ランゲルハンス細胞組織球症など）
      (3) 血管障害（出血，梗塞）
      (4) 外傷
4. 下垂体病変
   1) PRL産生腺腫
   2) その他のホルモン産生腺腫
5. 他の原因
   1) マクロプロラクチン血症(注)
   2) 慢性腎不全
   3) 胸壁疾患（外傷，火傷，湿疹など）
   4) 異所性PRL産生腫瘍

（注）PRLに対する自己抗体とPRLの複合体形成による．臨床症状を欠くことが多い．

解説

- PRL過剰症は，主症候と高PRL血症により診断する．
- PRLの鑑別診断としては①薬剤性，②原発性甲状腺機能低下症，③視床下部-下垂体病変がある．問診，血液検査により①，②が除外されれば画像検査を行う．
- ③による高PRL血症としては，視床下部，下垂体茎の障害によるPRLの抑制低下，プロラクチノーマがある．前者では血中PRLは高くても200 ng/mL程度であるが[2]，それ以上の高値ではプロラクチノーマを考える．

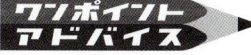 高PRL血症では，まず薬剤性を除外する！

文献

1) 大磯ユタカ，他．プロラクチン（PRL）分泌過剰症の診断と治療の手引き（平成22年度改訂）．厚生労働科学研究費補助金 難治性疾患克服研究事業 間脳下垂体機能障害に関する調査研究班 平成22年度 総括・分担研究報告書．2011．
2) Maira G, Di Rocco C, Anile C, et al. Hyperprolactinemia as the First Symptom of Craniopharyngioma. Childs Brain. 1982; 9: 205-10.

疾患診断基準とアルゴリズム

3 クッシング病

クッシング病 の 診断の手引き[1]

Ⅰ．主症候
（1）特異的症候：

満月様顔貌
中心性肥満または水牛様脂肪沈着
皮膚の伸展性赤紫色皮膚線条（幅 1 cm 以上）
皮膚のひ薄化および皮下溢血
近位筋萎縮による筋力低下
小児における肥満を伴った成長遅延

（2）非特異的症候：

高血圧，月経異常，痤瘡（にきび），多毛，浮腫，耐糖能異常，骨粗鬆症，色素沈着，精神異常

上記の（1）特異的症候および（2）非特異的症候のなかから，それぞれ 1 つ以上を認める．

Ⅱ．検査所見
（1）血中 ACTH とコルチゾール（同時測定）が高値〜正常を示す[注1]．
（2）尿中遊離コルチゾールが高値〜正常を示す[注2]．

上記のうち（1）は必須である．
上記のⅠ，Ⅱを満たす場合，ACTH の自律性分泌を証明する目的で，Ⅲのスクリーニング検査を行う．

Ⅲ．スクリーニング検査
（1）一晩少量デキサメタゾン抑制試験：前日深夜に少量（0.5 mg）のデキサメタゾンを内服した翌朝（8〜10 時）の血中コルチゾール値が 5 μg/dL 以上を示す[注3]．
（2）血中コルチゾール日内変動：複数日において深夜睡眠時の血中コルチゾール値が 5 μg/dL 以上を示す[注4]．
（3）DDAVP 試験：DDAVP（4 μg）静注後の血中 ACTH 値が前値の 1.5 倍以上を示す[注5]．
（4）複数日において深夜唾液中コルチゾール値が，その施設における平均値の 1.5 倍以上を示す[注6]．

（1）は必須で，さらに（2）〜（4）のいずれかを満たす場合，ACTH 依存性クッシング症候群を考え，異所性 ACTH 症候群との鑑別を目的に確定診断検査を行う．

Ⅳ．確定診断検査

(1) CRH試験：ヒト（CRH 100 μg）静注後の血中ACTH頂値が前値の1.5倍以上に増加する．

(2) 一晩大量デキサメタゾン抑制試験：前日深夜に大量（8 mg）のデキサメタゾンを内服した翌朝（8～10時）の血中コルチゾール値が前値の半分以下に抑制される[注7]．

(3) 画像検査：MRI検査により下垂体腫瘍の存在を証明する[注8]．

(4) 選択的静脈洞血サンプリング（海綿静脈洞または下錐体静脈洞）：本検査において血中ACTH値の中枢・末梢比（C/P比）が2以上（CRH刺激後は3以上）ならクッシング病，2未満（CRH刺激後は3未満）なら異所性ACTH症候群の可能性が高い．

【診断基準】
確実例：Ⅰ．Ⅱ．ⅢおよびⅣの(1)(2)(3)(4)を満たす
ほぼ確実例：Ⅰ．Ⅱ．ⅢおよびⅣの(1)(2)(3)を満たす
疑い例：Ⅰ．Ⅱ．Ⅲを満たす

(注1) 採血は早朝（8～10時）に，約30分間の安静の後に行う．ACTHが抑制されていないことが，副腎性クッシング症候群との鑑別において重要である．血中コルチゾール測定値に関しては，RIAによる測定値に基づいている．

(注2) 原則として24時間蓄尿した尿検体で測定する．ただし随時尿で行う場合は，早朝尿ないし朝のスポット尿で測定し，クレアチニン補正を行う．

(注3) 一晩少量デキサメタゾン抑制試験では従来1～2 mgのデキサメタゾンが用いられていたが，一部のクッシング病患者においてコルチゾールの抑制を認めることから，スクリーニング検査としての感度を上げる目的で，0.5 mgの少量が採用されている．

(注4) 複数日に測定して高値を確認することが必要．

(注5) DDAVP（デスモプレシン）は，検査薬としては保険適用がなされていない．

(注6) 複数日に測定して高値を確認することが必要．

(注7) 標準デキサメタゾン抑制試験（8 mg/日，分4，経口，2日間）では，2日目の尿中遊離コルチゾールが前値の半分以下に抑制される．

(注8) 下垂体MRI検査での下垂体腫瘍陽性率は1.5テスラのMRIでは60～80％程度である．1.5テスラのMRIで病変が発見できない，または不明確な場合は，3テスラのMRIで診断することを推奨する．ただしその場合，小さな偶発腫（非責任病巣）が描出される可能性を念頭に置く必要がある

解説

- クッシング徴候および非特異的徴候（高血圧，耐糖能異常など）を認めたら血中 ACTH，コルチゾールを測定する．
- 血中コルチゾールと ACTH が高値～正常を示した場合，ACTH 依存性クッシング症候群を疑いスクリーニング検査を施行する．
- スクリーニングとして①0.5 mg デキサメタゾン抑制試験，②コルチゾール日内変動測定，③DDAVP 試験，④深夜唾液中コルチゾール測定がある．①に加えて②～④のうち 1 つを満たせば ACTH 依存性クッシング症候群を疑う．確定診断およびクッシング病と異所性 ACTH 産生腫瘍の鑑別のため CRH 試験，8 mg デキサメタゾン抑制試験，下垂体 MRI，選択的静脈洞血サンプリングを施行する．
- ①CRH 試験で ACTH の頂値が前値の 1.5 倍以上，②8 mg デキサメタゾン抑制試験でコルチゾールが全値の 1/2 以下に抑制される，③下垂体 MRI で下垂体腫瘍の所見がある，④選択的静脈洞血サンプリングで血中 ACTH の中枢/末梢が 2 以上（CRH 負荷後は 3 以上），のすべてを満たす場合はクッシング病の確実例，①～③を満たす場合はほぼ確実例と診断する．
- 下垂体 MRI での腫瘍陽性率が 1.5 テスラの MRI で 60～80％であることに注意が必要である．1.5 テスラの MRI で腫瘍が明らかでない場合は 3 テスラの MRI を施行することが推奨されるが，この場合は責任病変ではない微小な偶発腫が発見されることがある．また，前項の①～④を満たさない場合は異所性 ACTH 産生腫瘍が疑われ，画像検査による腫瘍の検索が必要である．

気をつけよう！

- 確実例の診断には「④選択的静脈洞血サンプリングで血中 ACTH の中枢/末梢が 2 以上（CRH 負荷後は 3 以上）」の要件が必要！
- スクリーニングとして実施する一晩少量デキサメタゾン抑制試験はデキサメタゾン 0.5 mg で副腎性クッシング症候群におけるデキサメタゾン 1 mg とは異なる！

文献

1) 大磯ユタカ，他．クッシング病の診断の手引き（平成 21 年度改訂）．厚生労働科学研究費補助金　難治性疾患克服研究事業　間脳下垂体機能障害に関する調査研究班　平成 21 年度　総括・分担研究報告書．2010．

内分泌機能検査は日米で差がないのですか？

Answer：各疾患の診断プロセスの基本は同じですが，実施される検査は多少異なります．また判定基準もホルモン測定法そのものが異なることがあるので，実際のカットオフ値も必ずしも同じではありません．表2に米国 Mayo Clinic の Young 教授の検査実施頻度に関するアンケート結果を示します．実施する機能検査が可能な限り少なくされているといえます．Clinic という施設の特徴，保険医療制度の差なども影響していると思われます．国毎で差がある事実を認識しておくことは重要なことといえます．

表2 Endocrine testing in Mayo Clinic　頻度　1. always　2. often　3. sometimes　4. rare　5. never

	Disease	Tests	Assessment	Mayo Clinic
Pituitary	Acromegaly[1]	OGTT	GH autonomy	2
		Bromocryptine	Paradoxical response	5
		TRH		5
		LHRH		5
		CRH		5
		Octreotide	Prediction of Tx. effect	3
	Prolactinoma	TRH	Differential diagnosis of functional hyperprolactinemia	5
		Bromocryptine	Prediction of Tx. effect	3
	Cushing disease[2]	Dexamethasone (low dose)	ACTH Autonomy	3
		Diurnal rhythm		1
		Dexamethasone (high dose)	Differential diagnosis of ectopic ACTH syndrome	5
		CRH		3
		DDAVP		4
	Hypopituitarism	CRH	ACTH response	5
		TRH	TSH/PRL response	5
		LHRH	LH/FSH response	5
		GHRP-2	GH response	5
		ITT	ACTH, GH response	3
		GHRH	GH response	5
	DI	Water deprivation	ADH response	2
		Hypertonic saline		4
Adrenal	Adrenal Cushing syndrome	Dexamethasone (low, high dose)	Cortisol autonomy	1
		CRH		5
		Diurnal rhythm		1
	Primary aldosteronism	Captopril	Aldosterone autonomy	4
		Saline		4
		Oral salt		1
		Furosemide-upright	Renin suppression	4
	Adrenal insufficiency	ACTH	Cortisol response	1

Comments of Dr. William F. Young Jr.
1. most common test is IGF-1
2. in all patients 24-hr UFC and midnight salivary cortisols；CRH and DDAVP, if given, are usually given during IPSS.

3. クッシング病　15

疾患診断基準とアルゴリズム

4 下垂体前葉機能低下症

TSH 分泌低下症 の 診断の手引き[1]

Ⅰ．主症候
(1) 耐寒能の低下
(2) 不活発
(3) 皮膚乾燥
(4) 徐　脈
(5) 脱　毛
(6) 発育障害

Ⅱ．検査所見
(1) 血中 TSH は高値ではない[注1]．
(2) TSH 分泌刺激試験（TRH 負荷など）に対して，血中 TSH は低反応ないし無反応．ただし，視床下部性の場合は，TRH の 1 回または連続投与で正常反応を示すことがある[注1,2]．
(3) 血中甲状腺ホルモン（free T4, free T3 など）の低値[注3]．

Ⅲ．除外規定
TSH 分泌を低下させる薬剤投与を除く．

(注1) 中枢性甲状腺機能低下症の約半数では，血中 TSH は正常ないし軽度高値を示す．生物活性の乏しい TSH が分泌されている可能性がある．TRH 負荷前後の血中 free T3 増加率は，原発性甲状腺機能低下症を除外できれば，生物活性の乏しい TSH が分泌されている可能性の鑑別に参考になる．

(注2) TRH 受容体異常によって，血中 TSH の低値と分泌刺激試験での血中 TSH の低反応が認められることがある．

(注3) 血中 free T3 が低値，free T4 が正常の場合には，low T3 syndrome が疑われる．

【診断の基準】
確実例：Ⅰの 1 項目以上とⅡの 3 項目を満たす．

ACTH 分泌低下症 の 診断の手引き[2]

Ⅰ．主症候
　（1）全身倦怠感
　（2）易疲労性
　（3）食欲不振
　（4）意識障害（低血糖や低ナトリウム血症による）
　（5）低血圧

Ⅱ．検査所見
　（1）血中コルチゾールの低値
　（2）尿中遊離コルチゾール排泄量の低下
　（3）血中 ACTH は高値ではない[注1]．
　（4）ACTH 分泌刺激試験〔CRH[注2]，インスリン[注3]負荷など〕に対して，血中 ACTH およびコルチゾールは低反応ないし無反応を示す[注4]．
　（5）迅速 ACTH（コートロシン）負荷に対して血中コルチゾールは低反応を示す．ただし，ACTH-Z（コートロシン Z）連続負荷に対しては増加反応がある．

Ⅲ．除外規定
　ACTH 分泌を低下させる薬剤投与を除く．

【診断の基準】
　確実例：Ⅰの1項目以上とⅡの(1)～(3)を満たし，(4) あるいは(4) および(5)を満たす．

（注1）血中 ACTH は 25 pg/mL 以下の低値の場合が多いが，一部の症例では，血中 ACTH は正常ないし軽度高値を示す．生物活性の乏しい ACTH が分泌されている可能性がある．CRH 負荷前後の血中コルチゾールの増加率は，原発性副腎機能低下症を除外できれば，生物活性の乏しい ACTH が分泌されている可能性の鑑別に参考になる．
（注2）CRH 受容体異常によって，血中 ACTH の低値と分泌刺激試験での血中 ACTH の低反応が認められることがある．
（注3）低血糖ストレスによって嘔吐，腹痛，ショック症状を伴う急性副腎機能不全に陥ることがある．
（注4）視床下部性 ACTH 分泌低下症の場合は，CRH の1回投与で ACTH は正常～過大反応を示すことがあるが，コルチゾールは低反応を示す．また CRH 連続投与では ACTH とコルチゾールは正常反応を回復する．

ゴナドトロピン分泌低下症 の 診断の手引き[3]

Ⅰ．主症候
（1）二次性徴の欠如（男子 15 歳以上，女子 13 歳以上）または二次性徴の進行停止
（2）月経異常（無月経，無排卵周期症，稀発月経など）
（3）性欲低下，インポテンス，不妊
（4）陰毛・腋毛の脱落，性器萎縮，乳房萎縮
（5）小陰茎，停留精巣，尿道下裂，無嗅症（Kallmann 症候群）を伴うことがある．

Ⅱ．検査所見
（1）血中ゴナドトロピン（LH，FSH）は高値ではない．
（2）ゴナドトロピン分泌刺激試験（LHRH，clomiphene，estrogen 負荷など）に対して，血中ゴナドトロピンは低反応ないし無反応．ただし，視床下部性ゴナドトロピン分泌低下症の場合は，GnRH（LHRH）の 1 回または連続投与で正常反応を示すことがある．
（3）血中・尿中性ステロイドホルモン（estrogen，progesterone，testosterone など）の低値
（4）ゴナドトロピン負荷に対して性ホルモン分泌増加反応がある．

Ⅲ．除外規定
ゴナドトロピン分泌を低下させる薬剤投与や，高度肥満・神経性食欲不振症を除く．

【診断の基準】
確実例：Ⅰの 1 項目以上とⅡの全項目を満たす．

プロラクチン（PRL）分泌低下症 の 診断の手引き[4]

Ⅰ．主症候
産褥期の乳汁分泌低下

Ⅱ．検査所見
（1）血中 PRL 基礎値の低下
複数回測定し，いずれも 1.5 ng/mL 未満であることを確認する．
（2）TRH 試験
TRH 負荷（200〜500 μg 静注）に対する血中 PRL の反応性の低下または欠如を認める．

【診断の基準】
確実例：ⅠとⅡを満たす．

（附）視床下部性下垂体機能低下症では，血中 PRL は正常ないし高値を示す．

成人成長ホルモン分泌不全症 の 診断の手引き[5]

Ⅰ．主症候および既往歴
(1) 小児期発症では成長障害を伴う[注1].
(2) 易疲労感，スタミナ低下，集中力低下，気力低下，うつ状態，性欲低下などの自覚症状を伴うことがある．
(3) 身体所見として皮膚の乾燥と菲薄化，体毛の柔軟化，体脂肪（内臓脂肪）の増加，ウェスト/ヒップ比の増加，除脂肪体重の低下，骨量の低下，筋力低下などがある．
(4) 頭蓋内器質性疾患[注2]の合併ないし既往歴，治療歴または周産期異常の既往がある．

Ⅱ．検査所見
(1) 成長ホルモン（GH）分泌刺激試験として，インスリン負荷，アルギニン負荷，グルカゴン負荷，またはGHRP-2試験を行い[注3]，下記の値が得られること[注4]：インスリン負荷，アルギニン負荷またはグルカゴン負荷試験において，負荷前および負荷後120分間（グルカゴン負荷では180分間）にわたり，30分毎に測定した血清（血漿）GHの頂値が3 ng/mL以下である[注4,5]．GHRP-2試験で，負荷前および負荷後60分にわたり，15分毎に測定した血清（血漿）GH頂値が9 ng/mL以下であるとき，インスリン負荷におけるGH頂値1.8 ng/mL以下に相当する低GH分泌反応であるとみなす[注5]．
(2) GHを含めて複数の下垂体ホルモンの分泌低下がある．

Ⅲ．参考所見
(1) 血清（漿）IGF-Ⅰ値が年齢および性を考慮した基準値に比べ低値である[注6]．

[判定基準]
■成人成長ホルモン分泌不全症
1. Ⅰの(1)あるいはⅠの(2)と(3)を満たし，かつⅡの1で2種類以上のGH分泌刺激試験において基準を満たすもの．
2. Ⅰの(4)とⅡの(2)を満たし，Ⅱの(1)で1種類のGH分泌刺激試験において基準を満たすもの．
GHRP-2試験の成績は，重症型の成人GH分泌不全症の判定に用いられる[注7]．
■成人成長ホルモン分泌不全症の疑い
1. Ⅰの1項目以上を満たし，かつⅢの(1)を満たすもの．

[病型分類]
■重症成人成長ホルモン分泌不全症
1. Ⅰの(1)あるいはⅠの(2)と(3)を満たし，かつⅡの(1)で2種類以上のGH分泌刺激試験における血清（血漿）GHの頂値がすべて1.8 ng/mL以下（GHRP-2試験では9 ng/mL以下）のもの．
2. Ⅰの(4)とⅡの(2)を満たし，Ⅱの(1)で1種類のGH分泌刺激試験における血清（血漿）GHの頂値が1.8 ng/mL以下（GHRP-2試験では9 ng/mL以下）のもの．
■中等度成人成長ホルモン分泌不全症
成人GH分泌不全症の判定基準に適合するもので，重症成人GH分泌不全症以外のもの．

(注1) 性腺機能低下症を合併しているときや適切な GH 補充療法後では成長障害を認めないことがある．
(注2) 頭蓋内の器質的障害，頭蓋部の外傷歴，手術および照射治療歴，あるいは画像検査において視床下部-下垂体の異常所見が認められ，それらにより視床下部下垂体機能障害の合併が強く示唆された場合．
(注3) 重症成人 GH 分泌不全症が疑われる場合は，インスリン負荷試験または GHRP-2 試験をまず試みる．インスリン負荷試験は虚血性心疾患や痙攣発作をもつ患者では禁忌である．追加の検査としてアルギニン負荷あるいはグルカゴン負荷試験を行う．クロニジン負荷，L-DOPA 負荷と GHRH 試験は偽性低反応を示すことがあるので使用しない．
(注4) 次のような状態においては，GH 分泌刺激試験において低反応を示すことがあるので注意を必要とする．
　□甲状腺機能低下症：甲状腺ホルモンによる適切な補充療法中に検査する．
　□中枢性尿崩症：DDAVP による治療中に検査する．
　□成長ホルモン分泌に影響を与える下記のような薬剤投与中：可能な限り投薬中止して検査する．
　　薬理量の糖質コルチコイド，α-遮断薬，β-刺激薬，抗ドパミン作動薬，抗うつ薬，抗精神病薬，抗コリン作動薬，抗セロトニン作動薬，抗エストロゲン薬
　□高齢者，肥満者，中枢神経疾患やうつ病に罹患した患者
(注5) 現在の GH 測定キットはリコンビナント GH に準拠した標準品を用いている．しかし，キットにより GH 値が異なるため，成長科学協会のキット毎の補正式で補正した GH 値で判定する．
(注6) 栄養障害，肝障害，コントロール不良な糖尿病，甲状腺機能低下症など他の原因による血中濃度の低下がありうる．
(注7) 重症型以外の成人 GH 分泌不全症を診断できる GHRP-2 試験の血清（血漿）GH 基準値はまだ定まっていない．

(附1) 下垂体性小人症，下垂体性低身長症または GH 分泌不全性低身長症と診断されて GH 投与による治療歴があるものでも，成人において GH 分泌刺激試験に正常な反応を示すことがあるので再度検査が必要である．
(附2) 成人において GH 単独欠損症を診断する場合には，2 種類以上の GH 分泌刺激試験において，基準を満たす必要がある．
(附3) 18 歳未満であっても骨成熟が完了して成人身長に到達している場合に本手引きの診断基準に適合する症例では，本疾患の病態はすでに始まっている可能性が考えられる．

解説

- 厚生労働省の間脳下垂体機能障害に関する調査研究班により，下垂体前葉ホルモンのそれぞれに対して分泌低下症の診断の手引きが作成されている．
- 下垂体前葉ホルモンの欠落症状のある場合，スクリーニングとしてまず下垂体とその標的器官のホルモンの基礎値を測定する．
- 標的器官のホルモンが低値であるにも関わらず下垂体ホルモンが正常～低値の場合には下垂体ホルモンの低下を疑って刺激試験，画像検査を行う．
- 特定疾患として医療費助成となっている疾患を表3に示す．

表3 特定疾患として医療費助成の対象となる下垂体疾患

PRL 分泌異常症	クッシング病
ゴナドトロピン分泌異常症	先端巨大症
ADH 分泌異常症	下垂体機能低下症
下垂体 TSH 分泌異常症	

気をつけよう！

■①中等症の成人成長ホルモン分泌不全症，②術後に生じた下垂体機能低下症，は特定疾患の対象外！

◆文献

1) 大磯ユタカ，他．ACTH 分泌低下症の診断と治療の手引き（平成 22 年度改訂）．厚生労働科学研究費補助金　難治性疾患克服研究事業　間脳下垂体機能障害に関する調査研究班　平成 22 年度　総括・分担研究報告書．2011．
2) 大磯ユタカ，他．TSH 分泌低下症の診断と治療の手引き（平成 21 年度改訂）．厚生労働科学研究費補助金　難治性疾患克服研究事業　間脳下垂体機能障害に関する調査研究班　平成 21 年度　総括・分担研究報告書．2010．
3) 大磯ユタカ，他．ゴナドトロピン分泌低下症の診断と治療の手引き（平成 22 年度改訂）．厚生労働科学研究費補助金　難治性疾患克服研究事業　間脳下垂体機能障害に関する調査研究班　平成 22 年度　総括・分担研究報告書．2011．
4) 大磯ユタカ，他．プロラクチン（PRL）分泌低下症の診断と治療の手引き（平成 22 年度改訂）．厚生労働科学研究費補助金　難治性疾患克服研究事業　間脳下垂体機能障害に関する調査研究班　平成 22 年度　総括・分担研究報告書．2011．
5) 大磯ユタカ，他．成人成長ホルモン分泌不全症の診断と治療の手引き（平成 24 年度改訂）．厚生労働科学研究費補助金　難治性疾患克服研究事業　間脳下垂体機能障害に関する調査研究班　平成 24 年度　総括・分担研究報告書．2013．

5 尿崩症（中枢性）

疾患診断基準とアルゴリズム

バゾプレシン分泌低下症（中枢性尿崩症）の 診断の手引き[1]

Ⅰ．主症候
　（1）口渇　　　（2）多飲　　　（3）多尿

Ⅱ．検査所見
　（1）尿量は1日3,000 mL以上
　（2）尿浸透圧は300 mOsm/kg以下
　（3）バゾプレシン分泌：血漿浸透圧（または血清ナトリウム濃度）に比較して相対的に低下する．5％高張食塩水負荷（0.05 mL/kg/minで120分間点滴投与）時には，健常者の分泌範囲[2,3]から逸脱し，血漿浸透圧（血清ナトリウム濃度）高値下においても分泌の低下を認める．
　（4）バゾプレシン試験（水溶性ピトレシン5単位皮下注後30分ごとに2時間採尿）で尿量は減少し，尿浸透圧は300 mOsm/kg以上に上昇する．
　（5）水制限試験（飲水制限後，3％の体重減少で終了）においても尿浸透圧は300 mOsm/kgを超えない．ただし，水制限がショック状態を起こすことがあるので，必要な場合のみ実施する．

Ⅲ．参考所見
　（1）原疾患（表4）の診断が確定していることが特に続発性尿崩症の診断上の参考となる．
　（2）血清ナトリウム濃度は正常域の上限に近づく．
　（3）MRI T1強調画像において下垂体後葉輝度の低下を認める．ただし，高齢者では正常人でも低下することがある．

表4　バゾプレシン分泌低下症（中枢性尿崩症）の病因

・特発性
・家族性
・続発性：視床下部-下垂体系の器質的障害
　　リンパ球性漏斗下垂体後葉炎　　リンパ腫
　　胚細胞腫　　　　　　　　　　　サルコイドーシス
　　頭蓋咽頭腫　　　　　　　　　　ランゲルハンス細胞組織球症
　　奇形腫　　　　　　　　　　　　結核
　　下垂体腺腫　　　　　　　　　　脳炎
　　転移性腫瘍　　　　　　　　　　脳出血
　　白血病　　　　　　　　　　　　外傷・手術

【診断基準】
　ⅠとⅡの少なくとも（1）～（4）を満たすもの．

A．視床下部・下垂体疾患

【病型分類】
中枢性尿崩症の診断が下されたら下記の病型分類をすることが必要である．
1. 特発性中枢性尿崩症：画像上で器質的異常を視床下部-下垂体系に認めないもの．
2. 続発性中枢性尿崩症：画像上で器質的異常を視床下部-下垂体系に認めるもの．
3. 家族性中枢性尿崩症：原則として常染色体優性遺伝形式を示し，家族内に同様の疾患患者があるもの．

【鑑別診断】
多尿をきたす中枢性尿崩症以外の疾患として次のものを除外する．
1. 高カルシウム血症：血清カルシウム濃度が 11.0 mg/dL を上回る．
2. 心因性多飲症：高張食塩水負荷試験で血漿バゾプレシン濃度の上昇を認め，水制限試験で尿量の減少と尿浸透圧の上昇を認める．
3. 腎性尿崩症：バゾプレシン試験で尿量の減少と尿浸透圧の上昇を認めない．定常状態での血漿バゾプレシン濃度の基準値は 1.0 pg/mL 以上となっている．

解説

- 中枢性尿崩症は口渇，多飲，多尿が特徴である．
- 高張食塩水負荷試験または水制限試験で血漿浸透圧の上昇にも関わらずバゾプレシン（AVP, ADH）の低下や尿浸透圧の上昇がなく，バゾプレシン負荷に反応することにより診断する．ただし，水制限試験では血圧低下，ショックをきたすことがあるため，施行には十分な注意が必要である．
- 重要な鑑別疾患に高カルシウム血症による多尿，心因性多飲症，腎性尿崩症がある．心因性多尿症では夜間尿のないことが特徴で，高張食塩水負荷試験，水制限試験でバゾプレシンの低下，尿浸透圧の上昇が認められる．腎性尿崩症はバゾプレシン負荷による尿量の減少と尿浸透圧の上昇がないことから中枢性尿崩症と区別できる．
- 下垂体 MRI の T1 強調画像で下垂体後葉の高信号が消失していることが特徴であるが，高齢者では正常でも信号が低下すること，また心因性多飲症ではバゾプレシンの抑制のため信号が低下することがあり注意が必要である．

気をつけよう！

■ 血中 AVP の測定は従来の測定用試薬が製造中止となり，現在は体外診断適用外試薬を用いているため，保険請求ができない．検査会社に要確認．

文献

1) 大磯ユタカ，他．バゾプレシン分泌低下症（中枢性尿崩症）の診断と治療の手引き（平成22年度改訂）．厚生労働科学研究費補助金　難治性疾患克服研究事業　間脳下垂体機能障害に関する調査研究班　平成22年度　総括・分担研究報告書．2011．
2) 大磯ユタカ，他．血漿バゾプレシンを指標とした5％高張食塩水投与法による下垂体後葉機能検査法の検討．日本内分泌学会雑誌．1986；62(5)：608-18．
3) 村瀬孝司，大磯ユタカ．尿崩症．綜合臨牀．2007；56(増刊)：1572-8．

関連する内分泌機能検査

1　75g経口ブドウ糖負荷試験

■ **目的**:
①先端巨大症（下垂体性巨人症）における GH 過剰分泌の診断
②先端巨大症（下垂体性巨人症）の治療効果の判定
③糖代謝異常の診断

■ **準備**:
　トレーラン G®液 75 g

■ **方法**:
- 早朝空腹時，ルート確保
- 30 分安静臥床後ルートから前採血
- トレーラン G®液 75 g を服用

【採血項目と採血時間】

①②先端巨大症

時間（分）	0	30	60	120
GH	○	○	○	○
血糖	○	○	○	○
IRI	○	○	—	—

③糖代謝異常

時間（分）	0	30	60	120
血糖	○	○	○	○
IRI	○	○	—	—

■ **判定基準**:
①**先端巨大症における GH 過剰分泌の判定**：血中 GH 底値が正常域（リコンビナント GH を標準品とする GH 測定法において 1 ng/mL 未満）にまで抑制されない場合に，GH 過剰分泌ありと判定する．
②**先端巨大症の治療効果の判定**：血中 GH 底値が 1 ng/mL 未満，かつ IGF-1 値が年齢・性別基準範囲内かつ臨床的活動性を示す症候（頭痛，発汗過多，感覚異常，関節痛）がない場合を「コントロール良好（治癒または寛解）」と判定する．また血中 GH 底値が 2.5 ng/mL 以上，かつ IGF-1 値が年齢・性別基準範囲を超え，臨床的活動性を示す症候（頭痛，発汗過多，感覚異常，関節痛のうち 2 つ以上）がある場合を「コントロール不良」と判定する．いずれにも該当しないものを「コントロール不十分」と判定する．
③**糖代謝異常の診断**：負荷前血糖値 126 mg/dL 以上または 120 分血糖値 200 mg/dL 以上の場合，「糖尿病型」と判定する．負荷前血糖が 110 mg/dL 未満かつ 120 分血糖値 140 mg/dL 未満の場合，「正常型」と判定する．いずれにも属さないものを「境界型」と判定する．

解説

- GH は脈動的に分泌されるため，基礎値のみで GH 過剰分泌の診断は困難で，本試験を用いる．
- 健常人では，糖負荷後に血中 GH 値は 1 ng/mL 未満にまで低下するが，先端巨大症の患者では，糖負荷によっても GH は十分に抑制されず，時に上昇・不変など様々なパターンを呈する．

気をつけよう！

- 空腹時血糖 200 mg/dL 以上の糖尿病合併患者では通常この検査は行わない．
- 偽陽性：糖尿病，肝疾患，腎疾患，若年者では血中 GH 値が正常域まで抑制されないことがあり注意を要する．
- 偽陰性：GH が正常域に抑制されたり，身体徴候が軽微な場合でも，IGF-1 が高値の場合は，画像検査を行い総合的に判断する．

文献

1) 大磯ユタカ，他．先端巨大症および下垂体性巨人症の診断と治療の手引き（平成 24 年度改訂）．厚生労働科学研究費補助金難治性疾患克服研究事業　間脳下垂体機能障害に関する調査研究班，平成 24 年度総括・分担研究報告書．2013．
2) Melmed S, et al. Williams Textbook of Endocrinology. 12th Edition. Saunders; 2011. p. 188-9, 269.
3) 日本糖尿病学会，編．糖尿病治療ガイド 2012-2013．東京：文光堂；2013．

関連する内分泌機能検査

2 ブロモクリプチン試験

■ 目的:
①先端巨大症: 血中 GH 値の奇異性低下の評価
②プロラクチノーマ: ブロモクリプチンの血中 PRL 分泌抑制効果の判定目的

■ 準備:
　ブロモクリプチン（パーロデル®）2.5 mg　1 錠

■ 方法:
- 早朝空腹時，ルート確保
- 30 分安静臥床後ルートから前採血
- 軽い朝食の摂取直後にブロモクリプチン 2.5 mg を内服．その後は通常通りに飲食可能．
- 採血前 15 分間は安静臥床し，ルートから採血を行う．

【採血項目と採血時間】
①先端巨大症: GH を測定（ただし，GH・PRL 同時産生腫瘍が疑われる場合，PRL も測定）

時間（時）	0	2	4	6	8	12
GH	○	○	○	○	○	○
(PRL)	○	○	○	○	○	○

②プロラクチノーマ: PRL を測定

時間（時）	0	2	4	6	8	12
PRL	○	○	○	○	○	○

■ 判定基準:
①**先端巨大症**: GH が前値の 1/2 以下に抑制されれば，奇異性低下ありと判定する．GH 底値は 4～8 時間後が多い．
②**プロラクチノーマ**: PRL が前値の 1/2 以下に抑制されれば，ドパミン作動薬による治療効果が期待できる．PRL 底値は 4～6 時間後が多い．

解説

- ブロモクリプチンはドパミン作動薬である.
- GH分泌は主にGHRHによる分泌刺激とソマトスタチンによる分泌抑制により調節されている. 健常人ではドパミン作動薬やL-DopaによりGH分泌が刺激されるが, 先端巨大症では逆に低下 (奇異性低下) する例が多く, 診断に用いられる.
- PRL調節においてドパミンは最も重要な分泌抑制因子であり, プロラクチノーマであっても部分的にPRL分泌が抑制されることが多い. 実際の治療では長時間作用型のドパミン作動薬であるカベルゴリンが第一選択であるが, 即効性がないため, 負荷試験においてはブロモクリプチンを用いて評価する.

気をつけよう！

- PRLは様々な薬剤の影響で増加するため, PRL値に影響を与える薬剤は可能な限り検査前に変更・中止する.
- 血圧低下による立ちくらみや, 悪心・嘔吐の症状が強く出る場合がある. 予防のため, ブロモクリプチンは食事中〜食直後に服用し, なるべく安静にする. 血圧低下が強いときは点滴を行う.

ワンポイントアドバイス

入院期間が短く, 検査日程がタイトな場合でも, 本試験実施日はなるべく他の検査を入れない. 著者らは本試験と同日に視野検査や心臓超音波検査などを予定していたが, 検査室で気分不快が生じ, 結局すべての検査を延期したことを何度か経験している.

文献

1) Melmed S, et al. Williams Textbook of Endocrinology. 12th Edition. Saunders；2011. p.187.
2) 大磯ユタカ, 他. 先端巨大症および下垂体性巨人症の診断と治療の手引き (平成24年度改訂) 厚生労働科学研究費補助金 難治性疾患克服研究事業 間脳下垂体機能障害に関する調査研究班 平成24年度総括・分担研究報告書. 2013.

関連する内分泌機能検査

3 オクトレオチド試験

■ **目的**:
先端巨大症におけるオクトレオチド治療効果の評価

■ **準備**:
酢酸オクトレオチド（サンドスタチン®）　50 μg

■ **方法**:
- 早朝空腹時，ルート確保
- 30 分安静臥床後ルートから前採血
- オクトレオチド 50 μg を皮下注射
- その後は通常通り飲食可
- PRL 同時産生腫瘍では PRL も測定する．
- 各採血前 15 分は安静臥床し，ルートから採血を行う．

【採血項目と採血時間】

時間（時）	0	2	4	6	8	(12)	(24)
GH	○	○	○	○	○	(○)	(○)
(PRL)	○	○	○	○	○	(○)	(○)

■ **判定基準**:
血中 GH 値が前値の 1/2 以下に低下すれば抑制ありと判定する．

解説

- 正常下垂体からの GH 分泌は，GRH により促進，ソマトスタチンにより抑制される．
- GH 産生腫瘍からの GH 分泌も，ソマトスタチンアナログであるオクトレオチドにより部分的に抑制される．
- 多くの例では投与後 2〜4 時間後に GH が底値となるため，入院が困難な例では，外来で 4〜6 時間目まで採血して判定することも可能である．しかしオクトレオチド治療が予定されている場合はなるべく入院のうえ，12，24 時間目の採血も実施する．
- 診断ではなく治療を前提とした負荷試験である．
- GH の減少程度とその持続時間から，実際の投与量や投与間隔を決定する．

気をつけよう！

- 嘔気嘔吐，胃部不快感，下痢，注射部の疼痛などが出現することがあるが，自然に軽快することが多い．
- 検査結果はオクトレオチド治療を導入するうえで参考になるが，検査で反応がなくても，必ずしも長期治療の効果がないとは限らない．

ワンポイントアドバイス
単回のオクトレオチド投与でも頭痛の軽減を認める例があり，治療効果の参考となるため，本検査時は症状変化を確認する．

Q 機能検査中に凝固のためルート採血ができなくなりました．再度針を刺して採血してもよいですか？

Answer：針を刺すことによるストレスがホルモン測定値に影響する可能性があるので，通常，全ての採血をルート採血するのが理想的です．しかし，途中で血液が逆流しなくなった場合は，検査の継続のために再度針を刺して採血します．ただ，採血が難しく何回も穿刺する場合はストレスの影響を除外するため，再度のルート確保も検討します．

関連する内分泌機能検査

4 TRH 試験

■ **目的**:
①先端巨大症における，奇異性反応の有無の評価
②プロラクチノーマと機能性高 PRL 血症との鑑別
③下垂体前葉からの TSH および PRL 分泌能の評価

■ **準備**:
TRH（TRH®注） 500 μg

■ **方法**:
- 早朝空腹時，ルート確保
- 30 分安静臥床後ルートから前採血
- TRH 200 μg（2/5 アンプル）を緩徐に静注
- 検査中は安静臥床とし，ルートから採血を行う．

【採血項目と採血時間】
①先端巨大症

時間（分）	0	30	60
GH	○	○	○

②高プロラクチン血症

時間（分）	0	30	60	90	120
PRL	○	○	○	○	○

③下垂体機能低下症

時間（分）	0	30	60
PRL	○	○	○
TSH	○	○	○

■ **判定基準**:
①**先端巨大症**：GH が前値の 2 倍以上に増加した場合，奇異性反応ありと判定
②**プロラクチノーマ**：PRL 頂値が前値の 2 倍未満の場合，プロラクチノーマの可能性ありと判定
③**下垂体機能低下症**：TSH の頂値が 6 μU/mL 以下，PRL 頂値が前値の 2 倍以下を分泌低下症と判定

解説

- 健常人では TRH に対して GH は上昇反応を示さないが，先端巨大症の約 60％で奇異性増加を認め，診断の補助となる．
- TRH は健常人において TSH 分泌作用を有するだけでなく，PRL 上昇作用も有するため，下垂体の TSH，PRL 分泌予備能の評価に用いる．
- プロラクチノーマでは PRL 分泌の自律性のために TRH に対する PRL 上昇反応が不良の例がある．
- ほてり，尿意などが生じることがあるが，自然軽快する

気をつけよう！

- どの目的で実施するかによって，採血時間が異なることに注意．
- 下垂体卒中の報告例が散見されることから，TRH は 200 µg 投与が一般的である．激しい頭痛が生じた際は下垂体卒中を疑い，CT や MRI などの画像検査および脳外科コンサルトを検討する．
- TRH に対する GH の奇異性増加がなくても先端巨大症は否定できない．
- TRH に対して PRL が反応してもプロラクチノーマは否定できない．

ワンポイントアドバイス

巨大下垂体腫瘍（とくに内部に囊胞を含むもの）では，下垂体卒中のリスクが高いため，TRH 試験は実施すべきではない．

Q 外来で機能検査の実施を予定していましたが，患者さんが朝食を食べて来ました．検査を延期しなくてはいけませんか？

Answer：甲状腺ホルモンのように食事の影響が少ないホルモンもありますが，コルチゾール，ACTH，GH，PRL など食事の影響を受けるホルモンもあります．また，基礎値の正常範囲や頂値の判定基準などは絶食時の測定値を基準として作成されているので，機能検査の結果判定が難しくなることがあります．測定するホルモンなどを考慮して，検査の延期の可否を検討する必要があります．

関連する内分泌機能検査

5 LHRH 試験

■ **目的**:
①下垂体前葉からの LH・FSH の分泌能の評価
②先端巨大症における GH の奇異性上昇の評価

■ **準備**:
　LHRH（LHRH®注）　100 μg

■ **方法**:
- 早朝空腹時，ルート確保
- 30 分安静臥床後ルートから前採血
- LHRH 100 μg を緩徐に静注
- 検査中は安静臥床とし，ルートから採血を行う.

【採血項目と採血時間】
①下垂体機能低下症

時間（分）	0	30	60	90
LH	○	○	○	○
FSH	○	○	○	○

②先端巨大症

時間（分）	0	30	60	(90)
GH	○	○	○	(○)

■ **判定基準**:

①**下垂体機能低下症**:
- 正常では LH 頂値（通常 30 分）は前値の 5 倍以上，FSH 頂値（通常 60 分）は前値の 1.5〜2.5 倍以上となる.
- 下垂体性性腺機能低下症: 無〜低反応
　　　　　　　　　　　視床下部性: 頂値が後ろにずれる.
　　　　　　　　　　　原発性: 過剰・遷延反応を認めることが多い.

②**先端巨大症**: GH が前値の 2 倍以上に増加した場合は奇異性反応ありと判定.

解説

- LHRH（GnRH）は，下垂体細胞を直接刺激してLH, FSHの分泌を促進する．
- 健常人ではLHRHによるGHの増加反応を認めないが，先端巨大症ではGHの奇異性上昇を認めることがあり，補助的診断として用いられる．
- 軽度のほてり感，嘔気などが生じることがあるが自然に消失する．

気をつけよう！

- 女性では卵胞期早期に行うことが望ましい．
- 激しい頭痛が生じた際は下垂体卒中を疑い，CTやMRIなどの画像検索および脳外科コンサルタントを検討する．巨大下垂体腫瘍（とくに内部に囊胞を含むもの）では実施をさける．
- 先端巨大症において，LH・FSHの分泌能も同時に評価したい場合は，GH, LH, FSHの3項目を測定する．

ワンポイントアドバイス　先端巨大症におけるLHRHでの奇異性上昇の頻度は約15〜30%と低いため，検査日程に制約がある場合は，同じく奇異性上昇の頻度が低いCRH負荷試験と同時に実施する．この場合，上昇反応がなければ両者ともに反応なしと判定できるが，反応ありの場合は，いずれによるのかの判別はできない．

Q 複数の機能検査を一度に施行する際，試験薬（TRH, CRHなど）を混ぜて静注してもよいですか？

Answer：多くの場合は混ぜて投与しても構いませんが，全ての組み合わせが確認されているわけではありませんので，適宜，薬剤科に確認することが推奨されます．また，個々の薬剤に対する反応を評価する場合は別々に検査を実施，個々の薬剤の即時の副作用を観察する必要があれば，1つずつ順に投与するのもよいでしょう．

関連する内分泌機能検査

6 CRH 試験（下垂体疾患）

■ **目的：**
① 先端巨大症において，CRH に対する GH の奇異性上昇の有無を評価
② クッシング病と異所性 ACTH 症候群の鑑別
③ 下垂体前葉の ACTH 分泌能の評価

■ **準備：**
CRH（ヒト CRH®注） 100 μg

■ **方法：**
- 早朝空腹時，ルート確保
- 30 分安静臥床後ルートから前採血
- CRH 100 μg を緩徐に静注
- 検査中は安静臥床とし，ルートから採血を行う．

【採血項目と採血時間】

① 先端巨大症

時間（分）	0	30	60	90
GH	○	○	○	(○)

② クッシング病

時間（分）	0	30	60	90	120
ACTH	○	○	○	○	○
コルチゾール	○	○	○	○	○

③ 下垂体機能低下症

時間（分）	0	30	60	90
ACTH	○	○	○	○
コルチゾール	○	○	○	○

■ **判定基準：**
① **先端巨大症**：GH が前値の 2 倍以上に増加した場合，奇異性上昇と判定する．
② **クッシング病**：クッシング病は 90％以上で正常〜過剰反応（ACTH 頂値が前値の 1.5 倍以上に増加）し，異所性 ACTH 症候群や偽性クッシング症候群では低反応となることが多い．
③ **下垂体機能低下症**：ACTH 頂値が前値の 2 倍以下または 30 pg/mL 以下となり，コルチゾール頂値が前値の 1.5 倍以下または 15 μg/dL 以下の場合，続発性副腎皮質機能低下症が疑われる．

解説

- 先端巨大症患者においては，健常人ではみられない GH の奇異性上昇がみられることがあり，手術前に評価をしておくと，治療後の GH 分泌異常の改善の判定に用いることができる．
- クッシング病では通常の CRH 産生細胞と同様に ACTH 分泌の上昇を認めるが，異所性 ACTH 産生腫瘍では反応しない例が多い．ただし，気管支カルチノイドなど一部の例では CRH 試験でも正常反応がみられることがあるため注意を要する．
- 副腎性クッシング症候群では過剰なコルチゾールにより ACTH が抑制されているため，無反応である．
- 一過性に顔面紅潮，ほてり，動悸などが出現することがあるが，通常 30 分以内に自然消失する．

気をつけよう！

- まれに下垂体卒中を生じるため，強い頭痛や視力障害が出現した際には頭部 CT，MRI および脳外科受診を検討する．
- ACTH，コルチゾールはストレスにより大きな影響を受けるため，痛み刺激を避け，ルート確保後 30 分は安静にして負荷前採血を行い検査を開始する．
- 目的によって採血タイミングや採血項目が異なることに注意．

ワンポイントアドバイス

先端巨大症において，下垂体・副腎系の評価も同時に行う際は，CRH 試験で GH，ACTH，コルチゾールの 3 項目を同時測定する．

関連する内分泌機能検査

7a 少量デキサメタゾン抑制試験

■ **目的**：
①クッシング病における ACTH の自律性分泌の評価（スクリーニング）
②サブクリニカルクッシング病における ACTH の自律性分泌の評価

■ **準備**：
デキサメタゾン（デカドロン®） 0.5 mg 1 錠

■ **方法**：
- 前日 23 時にデカドロン 0.5 mg を内服
- 早朝空腹時，30 分安静臥床後採血

【採血項目】
ACTH，コルチゾール

■ **判定基準**[1,2]：
①血中コルチゾール≧5 µg/dL であれば，抑制欠如と判定
②血中コルチゾール≧3 µg/dL であれば，抑制欠如と判定

解 説

- 正常ではネガティブフィードバックにより視床下部の CRH が抑制され，ACTH およびコルチゾール分泌も低下するが，クッシング病およびサブクリニカルクッシング病では腫瘍からの自律性分泌により ACTH 分泌の抑制を欠く．
- 以前は 1 mg のデキサメタゾンが用いられていたが，一部のクッシング病患者でもコルチゾールの抑制を認める例があることから，スクリーニング検査としての感度を上げる目的で，現在は 0.5 mg の少量デキサメタゾンが使用されている．

気をつけよう！

- 内服忘れがないよう，入院中であれば看護師管理で確実に内服してもらう．
- うつ病，アルコール依存症などの偽性クッシング症候群ではコルチゾールの抑制を欠くことがある．
- 採血が難しい場合には，採血時の疼痛ストレスを避けるため，予め確保したルートから採血をする．
- 副腎性クッシング症候群では 1 mg のデキサメタゾンで抑制試験を行う．

◆文献
1) クッシング病の診断の手引き（平成 21 年度改訂）．厚生労働科学研究費補助金 難治性疾患克服研究事業 間脳下垂体機能障害に関する調査研究班 平成 21 年度総括・分担研究報告書．2010．
2) サブクリニカルクッシング病の診断と治療の手引き（平成 21 年度改訂）．厚生労働科学研究費補助金 難治性疾患克服研究事業 間脳下垂体機能障害に関する調査研究班 平成 21 年度総括・分担研究報告書．2010．

関連する内分泌機能検査

7b 大量デキサメタゾン抑制試験

■ 目的:
クッシング病と異所性クッシング症候群の鑑別

■ 準備:
デキサメタゾン（デカドロン®） 0.5 mg 16錠

■ 方法:
- 前日23時にデカドロン8 mgを内服
- 早朝空腹時，30分安静臥床後前採血

【採血項目】
ACTH，コルチゾール

■ 判定基準[1,2]:
クッシング病では血中コルチゾールが前値の半分以下に抑制されるが，異所性クッシング症候群では抑制を認めない．

● 解説

- クッシング病は，ACTH分泌の自律性が弱いことから，少量のデキサメタゾンではACTH分泌が抑制されないが，大量のデキサメタゾンではACTH分泌が抑制される．
- 異所性クッシング症候群では大量のステロイドによってもACTH分泌が抑制されない．
- 内服する錠数が多い（16錠）ため，患者が驚かないよう予め説明しておく．

気をつけよう！

- コントロール不良の糖尿病，活動性の感染症，消化管出血，ステロイド精神病には実施しない．
- クッシング病では糖尿病の合併が多いため，大量デキサメタゾン抑制試験の実施は慎重に検討する．

ワンポイントアドバイス
デキサメタゾンは半減期が長く，効果が遷延するため，CRH負荷試験やDDAVP試験などは本試験よりも前に実施しておく．

◆文献
1) クッシング病の診断の手引き（平成21年度改訂）．厚生労働科学研究費補助金　難治性疾患克服研究事業　間脳下垂体機能障害に関する調査研究班　平成21年度総括・分担研究報告書．2010．
2) サブクリニカルクッシング病の診断と治療の手引き（平成21年度改訂）．厚生労働科学研究費補助金　難治性疾患克服研究事業　間脳下垂体機能障害に関する調査研究班　平成21年度総括・分担研究報告書．2010．

関連する内分泌機能検査

8 日内変動（下垂体疾患）

■ **目的**:
クッシング病およびサブクリニカルクッシング病における ACTH 自律分泌を評価する.

■ **準備**:
特になし

■ **方法**:
- 早朝空腹時と深夜, 30 分安静臥床後採血

（必ずしも同日でなくてよいが, 同じ条件下での採血が望ましい）

【採血項目と採血時間】

時間	8〜9 時	23〜24 時
ACTH	○	○
コルチゾール	○	○

■ **判定基準**[1,2]:
深夜の血中コルチゾールが 5 μg/dL 以上の場合に, 日内変動消失と判定

解説

- 健常人においては，血中 ACTH およびコルチゾールは早朝にピークを迎え，深夜にかけて低下する．
- クッシング病では自律的な ACTH 分泌により夜間でも ACTH・コルチゾールが十分に低下しない．

気をつけよう！

- 採血が難しい場合には，採血ストレスによる ACTH・コルチゾールの上昇を生じるため，予めルートを確保しておき採血を行う．
- ストレスによる偽陽性が疑われる場合には再検査を行う．
- 昼夜逆転したライフスタイルでは，深夜にコルチゾール分泌のピークを迎えることがあるため，深夜に加えて，早朝・夕方の ACTH・コルチゾールの動きをみて日内リズムを評価する．

文献

1) クッシング病の診断の手引き（平成 21 年度改訂）．厚生労働科学研究費補助金　難治性疾患克服研究事業　間脳下垂体機能障害に関する調査研究班　平成 21 年度総括・分担研究報告書．2010．
2) サブクリニカルクッシング病の診断と治療の手引き（平成 21 年度改訂）．厚生労働科学研究費補助金　難治性疾患克服研究事業　間脳下垂体機能障害に関する調査研究班　平成 21 年度総括・分担研究報告書．2010．

関連する内分泌機能検査

9 DDAVP試験

■ **目的**:
クッシング病と，異所性ACTH症候群，偽性クッシング症候群との鑑別

■ **準備**:
DDAVP静注用（デスモプレシン®）　4 μg

■ **方法**:
- 早朝空腹時，ルート確保
- 30分安静臥床後ルートから前採血
- DDAVP 4 μgを緩徐に静注
- 検査中は安静臥床とし，ルートから採血を行う．

【採血項目と採血時間】

時間（分）	0	(15)	30	60	90	120
ACTH	○	(○)	○	○	○	○
コルチゾール	○	(○)	○	○	○	○

■ **判定基準**[1]:
ACTH頂値が前値の1.5倍以上に増加すれば，反応ありと判定する．

解説

- バゾプレシン誘導体であるデスモプレシン（DDAVP）は，主に腎尿細管のV2受容体に作用して水再吸収を促進する．
- クッシング病では，コルチゾール過剰により腫瘍中のV3受容体がup-regulateされており，DDAVPに対して高率にACTH分泌の増加反応がみられるため，スクリーニング検査として有用とされている[2,3]．
- 従来は，クッシング病では「反応あり」，健常人や異所性ACTH産生腫瘍，偽性クッシング症候群では「反応なし」とされたが，近年，異所性ACTH産生腫瘍の30〜60%でもDDAVPに反応することが報告されてきており，本試験のみで両者の鑑別は困難である[4]．

気をつけよう！

- V1受容体を介した軽度の血圧上昇や心拍数増加が生じることがあり，高血圧を伴う循環器疾患，高度動脈硬化症，冠動脈血栓症，狭心症などの患者では慎重に適応を判断する．
- 一過性に顔面潮紅，熱感，のぼせ，頭痛などが生じることがある．
- 水中毒症状をきたすことがあるので，本剤投与後は過度の飲水や輸液による水分負荷を避ける．
- DDAVPは検査薬としての保険適用はない．

文献

1) クッシング病の診断の手引き（平成21年度改訂）．厚生労働科学研究費補助金　難治性疾患克服研究事業　間脳下垂体機能障害に関する調査研究班　平成21年度総括・分担研究報告書．2010.
2) Tirabassi G, Faloia E, Papa R, et al. Use of the desmopressin test in the differential diagnosis of psudo-Cushing state from Cushing's disease. J Clin Endocrinol Metab. 2010; 95: 1115-22.
3) Malerbi DA, Mendonca BB, Liberman B, et al. The desmopressin test in the differential diagnosis of Cushing's syndrome. Clin Endocrinol (Oxf). 1993. 38: 463-72.
4) Suda T, Kageyama K, Nigawara T, et al Evaluation of diagnostic tests for ACTH-dependent Cushing's syndrome. Endocr J. 2009; 56: 469-76. Epub 2009 Feb 18.

Q 採血中に血液が凝固しました．ホルモン測定値に影響はありませんか？

Answer：血清で測定するホルモンでは，もともと採血管に抗凝固剤が入っておらず，凝固した検体を使用してもホルモン測定に影響は少ないと考えられます．しかし，血漿で測定するホルモン（ACTH, AVP, PTH, PTHrp, PAC, PRA, カテコラミンなど）の場合は，ペプチド分解酵素などでホルモンが分解されて正しい値が出ないことがあるため注意を要します．

関連する内分泌機能検査

10 GHRP-2 試験

■ 目的:
下垂体前葉からの GH 分泌能の評価

■ 準備:
GHRP-2（注射用 GHRP®） 100 μg

■ 方法:
- 早朝空腹時，ルート確保
- 30 分安静臥床後ルートから前採血
- GHRP-2 を緩徐に静注
- 検査中は安静臥床とし，ルートから採血を行う．

【採血項目と採血時間】

時間（分）	0	15	30	45	60
GH	○	○	○	○	○

■ 判定基準[1]:
GH 頂値は 15〜30 分に認めることが多く，重症型成人 GH 分泌不全症では 9 ng/mL 以下となる（中等症成人 GH 分泌不全のカットオフ値はまだ定められていない）．

● 解 説

- GHRP-2 は主には視床下部の GHS（GH secretagogue）受容体に作用して，GH 放出ホルモン（GHRH）分泌を促進し，ソマトスタチンの作用を阻害することにより強力な GH 分泌促進作用を発揮する．
- 短時間で終了し，副作用も少ないことから，外来でも実施しやすい負荷試験である．
- 弱いながら ACTH や PRL 分泌の促進作用も知られており，ACTH，コルチゾール，PRL の測定も同時に行うと，予備能評価の参考になる．ただし，これらの明確な判定基準はない．

気をつけよう！

- 投与後すぐにほてり感，腹鳴，発汗などが生じることがあるが，自然に消失する．
- GH だけでなく ACTH や PRL 分泌刺激作用もあることから，CRH 負荷試験や TRH 負荷試験などとの同時投与では ACTH，PRL 値の解釈が困難になるため単独投与が望ましい．
- 小児 GH 分泌不全症の診断基準は成人と異なる（重症型小児 GH 分泌不全で 10 ng/mL 以下，中等症小児 GH 分泌不全で 16 ng/mL 以下をもって判定する）．

文献

1) 大磯ユタカ，他．成人成長ホルモン分泌不全症 診断と治療のガイドライン（平成24年度改訂）．厚生労働科学研究費補助金 難治性疾患克服研究事業 間脳下垂体機能障害に関する調査研究班．平成24年度総括・分担研究報告書．2013．

Q GHRH 試験と GHRP-2 試験はどちらを使用すべきですか？

Answer：4者負荷試験では一般に GHRH が頻用されていますが，GHRH 試験の GH 反応は個人差が大きく再現性も乏しいことから，成長ホルモン分泌不全症診断における意義は低く，現在では診断基準にも含まれていません．したがって，GHRP-2 試験のほうが，診断的価値が高いといえますが，GHRP-2 には ACTH や PRL の分泌刺激作用もあるため，CRH 試験や TSH 試験とは別に実施するのがよいといえます．

関連する内分泌機能検査

11 インスリン低血糖試験

■ **目的：**
①下垂体前葉からの ACTH 分泌能の評価
②下垂体前葉からの GH 分泌能の評価

■ **準備：**
- 速効型インスリン製剤（100 単位/1 mL）
- 生理食塩水
- 50％ブドウ糖液
- 簡易式自己血糖測定器

■ **方法：**
- 早朝空腹時，ルート確保
- 30 分安静臥床後ルートから前採血
- 速効型インスリンを 0.1 単位/kg 体重（下垂体機能低下症や副腎皮質機能低下症が疑われる症例や，試験当日の空腹時血糖が 60 mg/dL 以下の症例では低血糖が遷延する危険性があるため 0.05 単位/kg 体重に減じて用いる）を生食 10 mL に溶き，緩徐に静注する．
- 簡易血糖測定は 15 分毎に行う．
- 検査中は安静臥床とし，ルートから採血を行う．

【採血項目と採血時間】

① ACTH 分泌能の評価

時間（分）	0	30	60	90
ACTH	○	○	○	△
コルチゾール	○	△	○	○
血糖	○	○	○	△

② GH 分泌能の評価

時間（分）	0	30	60	90
GH	○	○	○	△
血糖	○	○	○	△

■ **判定基準**[1]**：**
①**正常**：ACTH 頂値が前値の 2 倍以上，コルチゾールは頂値が 15 μg/dL 以上に増加
②**正常**：GH 頂値が成人は 3 ng/mL より増加（小児は 6 ng/mL より増加）
　GH 分泌不全症（GHD）：GH 頂値が 3 ng/mL 以下（重症は 1.8 ng/mL 以下）
※小児 GHD では GH 頂値が 6 ng/mL 以下（重症は 3 ng/mL 以下）となる．

解説

- 低血糖ストレスは視床下部を介してACTH-コルチゾールおよびGHの分泌を促進する．強力な分泌刺激試験であるため，患者への負担が大きく，実施適応は慎重に判断する．
- 成人GHD診断のための刺激試験には，本試験の他にアルギニン負荷試験，L-DOPA負荷試験，グルカゴン負荷試験，GHRP-2試験の合計5種類が存在するが，重症型が疑われる場合には，本試験あるいはGHRP-2試験をまず試みる．
- インスリン静注後，15分ほどで低血糖症状が出現するが，血糖の上昇に伴い，45〜60分後に改善することが多い．
- インスリン抵抗性が強い場合は，有効な低血糖刺激にならない（低血糖症状が出現しない）ことがあり，その場合は検査中のインスリン追加投与を検討する．予めインスリン抵抗性が予測される場合にはインスリン投与量を0.2〜0.3単位/kg体重に増量するが，重症低血糖には常に注意する．

気をつけよう！

- 虚血性心疾患，痙攣の既往がある患者では禁忌である．
- 下垂体および副腎皮質機能低下症が疑われる例，低カリウム血症，甲状腺機能亢進症では慎重に行う．
- 低血糖症状が起きたときの対策：痙攣や意識障害などの重症低血糖でなければ，ブドウ糖の静注投与の準備をしたうえで，患者の観察を行いながら慎重に検査を継続する．
- 痙攣や意識障害など重症低血糖が起きたときの対策：ホルモン採血を行うと共に速やかにブドウ糖を静注して検査を終了とする．
- 小児GH分泌不全症の診断基準は成人と異なる．

ワンポイントアドバイス

低血糖による傾眠と意識障害との鑑別は重要だが時に困難であるため，頻回に声をかけよう．

文献

1) 大磯ユタカ，他．成人成長ホルモン分泌不全症 診断と治療のガイドライン（平成24年度改訂）．厚生労働科学研究費補助金 難治性疾患克服研究事業 間脳下垂体機能障害に関する調査研究班 平成24年度総括・分担研究報告書．2013．

関連する内分泌機能検査

12 GHRH 試験

■ 目的:
①下垂体前葉からの GH 分泌能の評価
②GH 分泌不全の病変部位が主に視床下部か下垂体かの鑑別

■ 準備:
GHRH（注射用 GRF®）100 μg

■ 方法:
- 早朝空腹時，ルート確保
- 30 分安静臥床後ルートから前採血
- GHRH を緩徐に静注
- 検査中は安静臥床とし，ルートから採血を行う．

【採血項目と採血時間】

時間（分）	0	30	60	（90）	（120）
GH	○	○	○	(○)	(○)

■ 判定基準:
①GH 頂値が 3 ng/mL 以上で正常反応と判定
②視床下部性 GH 分泌不全症が視床下部性では GH の上昇反応を認めるが，下垂体性では反応を認めないことが多い．

解説

- GHRHが下垂体のGH産生細胞に直接作用してGHの分泌を促進する．
- 注射後数分でほてりや顔面紅潮などが生じることがあるが，自然消失する．
- 加齢や肥満により健常人でも低反応となる．

気をつけよう！

■ 下垂体卒中を誘発したという報告があり，激しい頭痛や視力・視野異常が生じた際は，頭部CTやMRIおよび脳外科コンサルトを検討する．

ワンポイントアドバイス

同一被験者での再現性が低く，GH反応性も個人差が大きい．したがって，成長ホルモン分泌不全症（GHD）診断における診断的意義は低く，GHDの診断と治療の手引きには含まれていない．

Q 空腹時の機能検査中，口を湿らせる程度の飲水はよいですか？

Answer：水やお茶（カロリーが含まれていない飲み物）はごく少量であれば問題ありません．ただし，尿崩症の水制限試験中での水分摂取は検査結果に影響する可能性があるため，まさに'口を湿らせる'程度にする必要があります．

関連する内分泌機能検査

13 水制限試験

■ **目的:**
尿崩症疑い例におけるバゾプレシン分泌能と尿濃縮能の評価

■ **準備:**
- 体重計
- 水溶性バゾプレシン（ピトレシン®）1バイアル

■ **方法:**
- 検査開始までは自由飲水
- 早朝空腹時，ルート確保
- 30分安静臥床後ルートから前採血
- 検査開始後は，検査終了まで摂食・飲水は禁止
- 検査時間は，体重減少が開始時の3%を超えるまで，または最大6時間30分までとする．
- 水制限終了後，ピトレシン5単位を皮下注射し，30，60分後に採尿する．

【採血・採尿項目と時間】

※ピトレシン皮下注

時間（時）	0	0.5	1	1.5	2	2.5	3	3.5	≈	0.5	1
血漿AVP*	○	—	○	—	○	—	○	—		—	—
血漿浸透圧	○	—	○	—	○	—	○	—		—	—
尿浸透圧	○	○	○	○	○	○	○	○		○	○
尿量，体重測定	○	○	○	○	○	○	○	○		○	○

*血中AVPの測定は従来の測定用試薬が製造中止となり，現在は体外診断適用外試薬を用いているため，保険請求ができない．検査会社に要確認．

■ **判定基準:**

①**水制限**：健常人および心因性多飲では尿量は著明に減少し，体重もほとんど変化せず，尿浸透圧600 mOsm/kg以上に達する．尿崩症患者では尿浸透圧は300 mOsm/kg以下のままであり，血漿AVPも血漿浸透圧の上昇の割に相対的に低値．

②**ピトレシン投与**：中枢性尿崩症では尿量が減少し，尿浸透圧は上昇するが，腎性尿崩症では尿量の減少および尿浸透圧の上昇を認めない．水制限で尿の濃縮反応がみられた場合にはピトレシン皮下注は不要である．

解説

- 抗利尿ホルモン（AVP，ADH）は，血漿浸透圧の上昇，循環血漿量の減少，血圧低下などの刺激により下垂体後葉から分泌される．
- 水制限試験は，血漿浸透圧の上昇と循環血漿量の減少という 2 つの AVP 分泌刺激を加える負荷試験である．
- 心因性多飲が疑われる患者は本試験のよい適応である．

気をつけよう！

- 尿量の多い尿崩症患者においては，強い脱水とそれによる強い口渇が生じる検査であり，隠れて飲水してしまう者もいるほど，患者に苦痛を強いる検査である．またショック状態を引き起こすこともあるため，必要な場合のみ実施する．検査中はこまめに状態観察を行い，体重が十分に減少すれば速やかに検査を終了する．
- 高カルシウム血症，低カリウム血症など多尿をきたす疾患は除外しておく．

ワンポイントアドバイス

心因性多飲でも罹病期間が長いと AVP の分泌低下が生じ，水制限での反応が悪い場合がある．

文献

1) 大磯ユタカ，他．バゾプレシン分泌低下症（中枢性尿崩症）の診断と治療の手引き（平成 22 年度改訂）．厚生労働科学研究費補助金　難治性疾患克服研究事業　間脳下垂体機能障害に関する調査研究班　平成 22 年度総括・分担研究報告書．2011．

関連する内分泌機能検査

14 高張食塩水負荷・DDAVP試験（尿崩症）

■ **目的**：
①尿崩症疑い例における血漿浸透圧上昇に対するAVP分泌能の評価
②DDAVP投与に対する腎の反応性の評価（中枢性尿崩症と腎性尿崩症の鑑別）

■ **準備**：
- 6 mL/kgの5％食塩水（作り方：生理食塩水と10％食塩水を11：9の割合で混合する）
- デスモプレシン・スプレー2.5

■ **方法**：
- 検査前日に無治療自由飲水下で24時間蓄尿を行い，1日尿量・尿浸透圧を測定
- 当日早朝空腹時，ルート2か所確保．朝からの水分摂取は最小限にとどめる．
- 30分安静臥床後にルートから採血
- 5％食塩水を0.05 mL/kg/分で120分間投与する．
- 負荷後は点滴とは異なるルートから採血
- その後，DDAVPを1回2.5 μgを1〜2回/日点鼻（※投与量は適宜調整）し，無治療時自由飲水下およびDDAVP投与後の1日尿量・尿浸透圧を測定する．

【採血・採尿項目と時間】

	前日
尿量	○
尿浸透圧	○

時間（分）	0	30	60	90	120
血漿AVP*	○	○	○	○	○
血清Na	○	○	○	○	○

DDAVP点鼻

	点鼻後数日間
尿量	○
尿浸透圧	○

*血中AVPの測定は従来の測定用試薬が製造中止となり，現在は体外診断適用外試薬を用いているため，保険請求ができない．検査会社に要確認．

■ **判定基準**：
①**高張食塩水負荷試験**：血清Na高値下において，血漿AVP濃度が相対的低値を示す場合に尿崩症と判定する．血清Naと血漿AVPの関連は図7を参照．健常人および心因性多飲の患者では図の正常範囲の中に留まる．
②**DDAVP試験**：中枢性尿崩症ではDDAVP投与後の尿量が減少し，尿浸透圧が300 mOsm/kg以上に上昇するが，腎性尿崩症では尿量の減少と尿浸透圧の上昇を認めない．

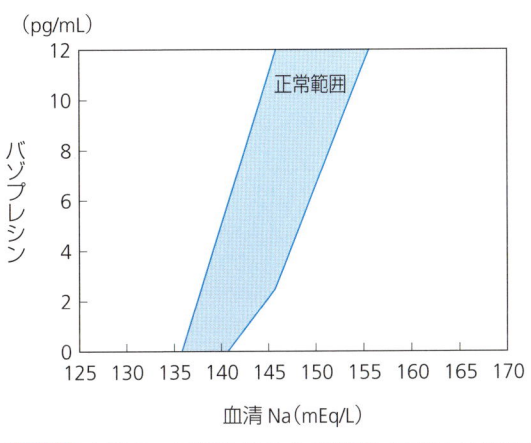

図7 血清 Na と血漿 AVP との関連（文献 1 から引用）

解説

- 抗利尿ホルモン（ADH または AVP）は，視床下部で合成され，下垂体後葉から分泌されるホルモンであり，AVP は腎尿細管に作用して水の再吸収作用を示す．
- 高張食塩水投与により血漿浸透圧が上昇すれば，健常人では AVP の分泌増加を認めるが，中枢性尿崩症では血漿浸透圧（血清 Na）上昇にもかかわらず，AVP 分泌が相対的に低下している．
- 中枢性尿崩症では腎尿細管の AVP 反応性は保たれているため，DDAVP 投与により尿の濃縮および尿量減少を認める．

気をつけよう！

- 尿崩症の診断において非常に重要な負荷試験であるが，2013 年 12 月現在，検査会社での AVP の測定が中止されているため，本検査の実施は困難である．
- 高張食塩水による血管痛が生じることがあるが，検査終了後に消失することが多い．痛みが強い場合は冷湿布などで対応する．
- 血清 Na 濃度が 155 mEq/L 以上になると，嘔気嘔吐，意識障害などが出現する可能性があるため，速やかに高張食塩水負荷試験を終了し，DDAVP 試験を行う．
- 尿浸透圧，血漿浸透圧，BUN などの測定，尿量の推移を記録しておくことは参考になる．
- 高カルシウム血症，低カリウム血症など多尿をきたす疾患は除外しておく．

ワンポイントアドバイス 血清 Na は採血毎に結果を確認する必要があるため，速やかに検査室に提出し，検査室との連携を十分にとる．

文献

1) 大磯ユタカ，他．バゾプレシン分泌低下症（中枢性尿崩症）の診断と治療の手引き（平成 22 年度改訂）．厚生労働科学研究費補助金　難治性疾患克服研究事業　間脳下垂体機能障害に関する調査研究班　平成 22 年度総括・分担研究報告書，2011．

B 甲状腺疾患

1 甲状腺機能・基礎値の評価

ポイント

- 下垂体ホルモンである TSH は甲状腺に作用して遊離サイロキシン（FT4）の分泌を促進する．FT4 が増加するとネガティブフィードバックにより TSH 産生・分泌を抑制する．
- TSH と FT4 の基礎値により甲状腺機能の評価と病態の鑑別が可能である．
  1）FT4 が低値で TSH が高値なら甲状腺機能低下症（顕性）である．
  2）FT4 が正常範囲だが，TSH が正常より高値の場合は，FT4 の減少が TSH の増加により正常な範囲に維持されている潜在性甲状腺機能低下症である．
  3）FT4 が高値で TSH が正常以下に抑制されている場合は甲状腺中毒症（一般に甲状腺機能亢進症とよばれる）である．
     - 甲状腺中毒症には実際に FT4 の合成が増加している甲状腺機能亢進症（バセドウ病が代表）と甲状腺の破壊により FT4 が血中に遊離される破壊性甲状腺炎（亜急性甲状腺炎，無痛性甲状腺炎が代表）がある．
     - 両者の鑑別は図 8 に示した通り，TSAb，TRAb の増加の有無，^{99m}Tc 甲状腺摂取率，甲状腺エコーにより鑑別が可能である．
  4）FT4 が正常範囲であるが THS が正常以下の場合は，潜在性甲状腺機能亢進症である．
  5）その他の病態
     （1）FT4 が減少しているが TSH が正常範囲の場合は，中枢性甲状腺機能低下症，バセドウ病の回復期，さらに非甲状腺疾患に伴う low T3, low T4 症候群がある．
     （2）FT4 が増加しているが TSH が正常範囲（ないし軽度高値）の場合は，甲状腺ホルモンレベルに比べて TSH が不適切に分泌されている SITSH で，①TSH 産生下垂体腺腫，②甲状腺ホルモン不応症が代表である．

病態	甲状腺機能低下症	潜在性甲状腺機能低下症		潜在性甲状腺機能亢進症	SITSH	甲状腺中毒症（甲状腺機能亢進症）
高値	●				○	○
		●			●	
正常範囲	○	○	●	○		
		○		●		
低値	○					●

● TSH
○ FT4

鑑別を要する疾患
- 中枢性甲状腺機能低下症
- 甲状腺中毒症の回復期
- non-thyroidal disease（low T3・low T4 症候群）

甲状腺中毒症の鑑別診断

	TSAb TRAb	甲状腺摂取率（99mTc）	甲状腺エコー
甲状腺機能亢進症（バセドウ病）	↑	≧1.0%	血流↑
破壊性甲状腺炎（亜急性・無痛性）	→	<1.0%	血流→

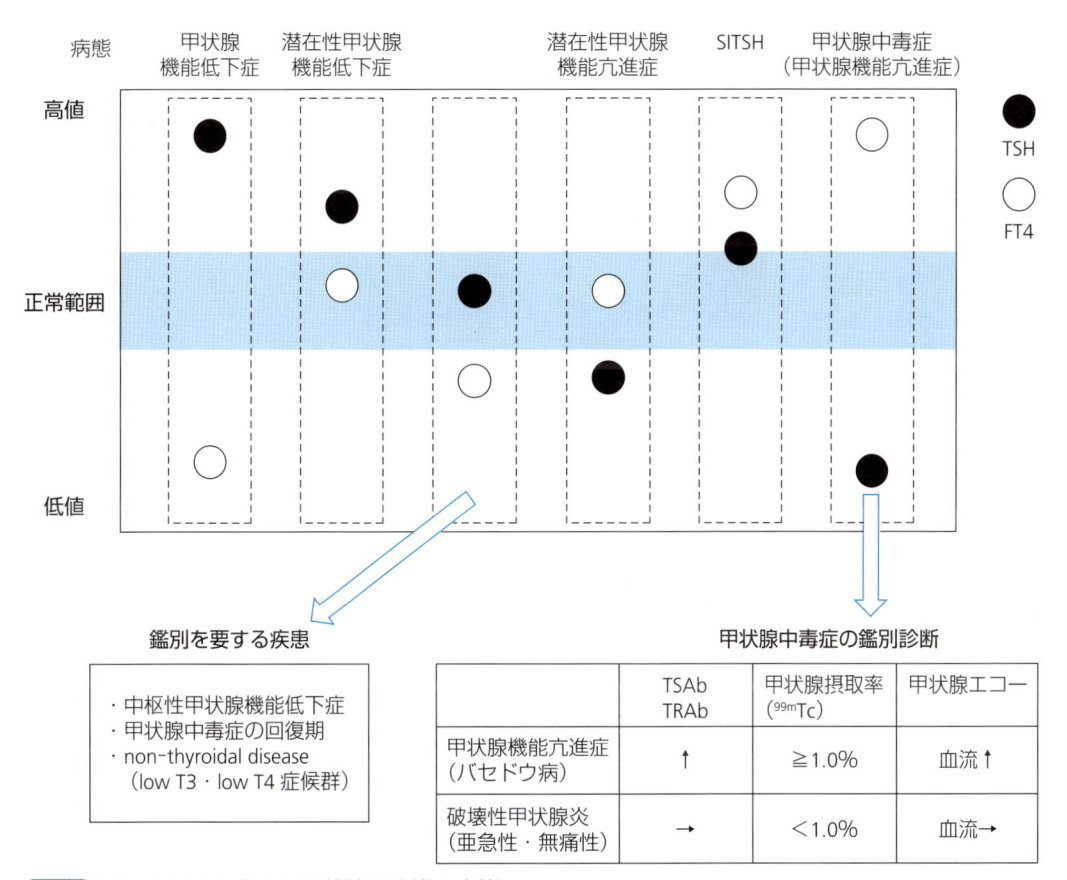

図8 TSHとFT4からみた甲状腺の病態と病態

C 副甲状腺および関連疾患

1 副甲状腺機能・基礎値の評価

ポイント

- 副甲状腺ホルモン（PTH: parathyroid hormone）の作用：骨・腎・腸管に作用して血中のイオン化カルシウム（Ca^{2+}）濃度のホメオターシスを保つ．副甲状腺に存在するCa感受性受容体（CaSRs: calcium-sensing receptors）が血中のCa^{2+}濃度の変化を感知し，Ca^{2+}濃度が低下するとPTH分泌は亢進し，Ca^{2+}濃度が上昇するとPTH分泌は抑制される．

    PTHが血中Ca濃度を上昇させる機序は主に以下の3つ：
    ①腎尿細管に作用してカルシウムの再吸収を促す（リンの再吸収は抑制する）．
    ②腎での1α水酸化酵素活性を上昇させることにより活性型ビタミンD（1,25[OH]$_2$D，カルシトリオール）合成を増加させ，カルシトリオールが腸管からのカルシウムとリンの吸収を促進．
    ③骨に作用して骨再吸収を促進．

- PTHの構造：84個のアミノ酸からなるポリペプチドであり，PTH（1-84）は，肝においてPTH受容体結合能を有するN末端（1-6）が代謝を受け，血中半減期は2分前後と短い．血中にはPTH（1-84）だけでなく，活性のない中間型やC末端PTHなど種々の残基も循環している．中間部およびC末端PTHは腎臓で代謝されるため，腎機能障害を有する患者においては，活性のないPTH（7-84）が増加している．

- 血中PTHの測定：現在汎用されているintact PTH測定法は，PTHのN末端とC末端部位に対する2つのモノクローナル抗体を用いた酵素免疫測定法（CLEIA, ECLIA）で，活性を有するPTH（1-84）を特異的に測定すると考えられる．しかしながら，慢性腎不全で血中に増加する不活性のPTH（7-84）とも有意な交差反応性を示すことから，腎不全患者におけるPTH測定では注意を要する．これに対して，PTHのN末端（1-4）とC末端（39-84）に対する2つのポリクローナル抗体を用いたWhole PTH測定系（IRMA法）は，PTH（7-84）を認識しないことから，慢性腎不全におけるPTH（1-84）の測定に有用とされるが，まだ慢性腎臓病の管理におけるエビデンスなどは未確立で，今後の研究データ蓄積が待たれる．

- 副甲状腺機能の評価法：必ずPTHと血清Ca濃度を同時に評価する．血清アルブミンが4 g/dL未満の場合は補正カルシウム値を用いる（補正血清Ca［mg/dL］＝測定血清Ca［mg/dL］＋4－血清Alb [g/dL]）．補正血清カルシウム値が上昇あるいは低下している場合にPTHを測定する．高カルシウム血症患者においてPTH抑制を認めない場合は，原発性副甲状腺機能亢進症の可能性を疑い，PTH抑制を認める場合は悪性腫瘍に伴う humoral hypercalcemia of malignancy（HHM）や local osteolytic hypercalcemia（LOH），サイアザイドやVitD過剰などの可能性を考え鑑別を進める．また低カルシウム血症患者（慢性腎不全患者は除く）においてPTH上昇を欠く場合は副甲状腺機能低下症を疑い，PTH上昇を認める場合には偽性副甲状腺機能低下症の可能性を考慮する（表5）．（各疾患の鑑別や診断については成書を参照のこと）

表5 PTH値と血清Caによる副甲状腺機能の評価

	血清Ca↑	血清Ca↓
血中PTH↑～→	原発性副甲状腺機能亢進症	偽性副甲状腺機能低下症
血中PTH↓	LOH，HHM，サイアザイド，VitD過剰など	原発性副甲状腺機能低下症

◆文献

1) Melmed S, et al. Williams Textbook of Endocrinology. 12th Edition. Saunders; 2011. p.1239-49.
2) 窪田拓生，大薗恵一．ビタミンD・カルシウム代謝マーカーに関する動向．THE BONE. 2012; 26（4）: 435-9.

D 副腎および関連疾患

疾患診断基準とアルゴリズム

1 クッシング症候群

クッシング症候群 の 診断アルゴリズム[1]

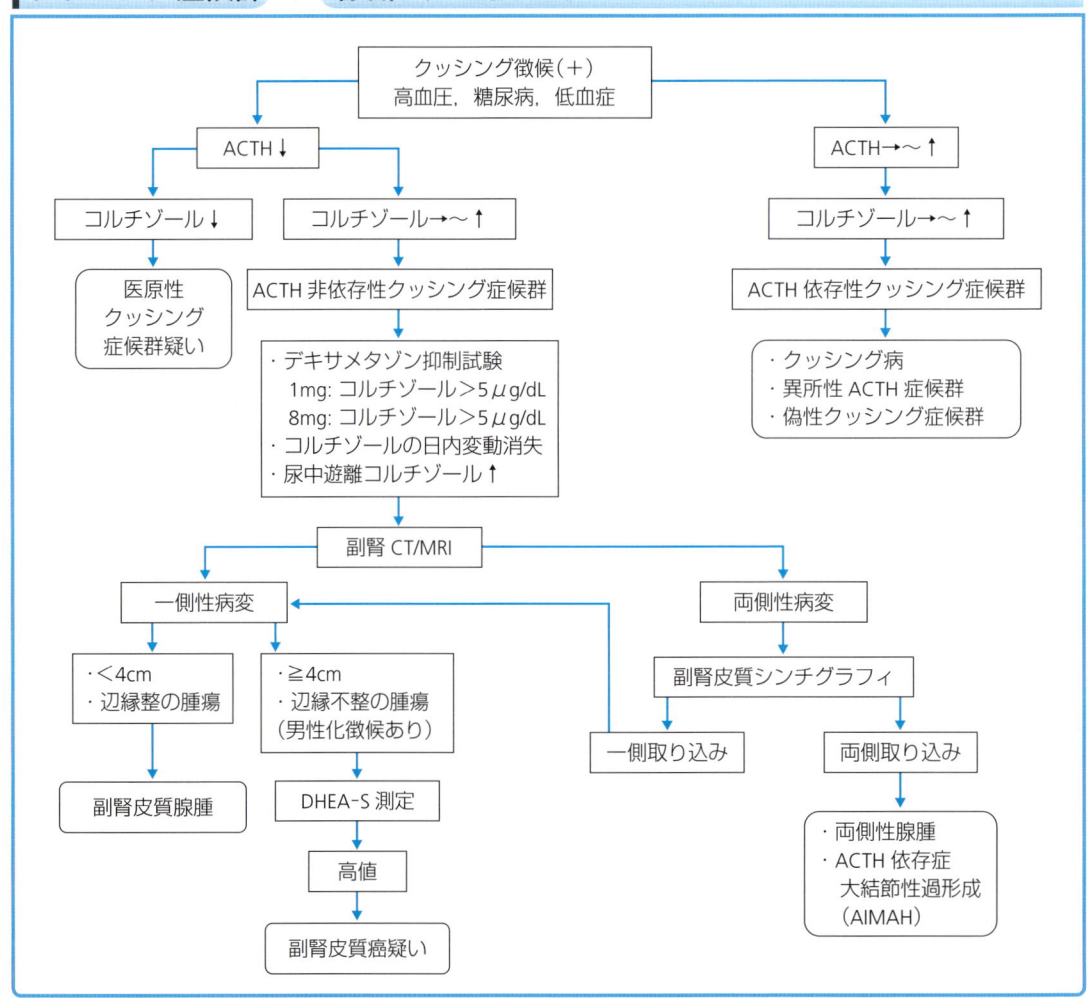

```
クッシング徴候(+)
高血圧, 糖尿病, 低血症
├── ACTH↓
│   ├── コルチゾール↓
│   │   └── 医原性クッシング症候群疑い
│   └── コルチゾール→～↑
│       └── ACTH非依存性クッシング症候群
│           ・デキサメタゾン抑制試験
│             1mg: コルチゾール>5μg/dL
│             8mg: コルチゾール>5μg/dL
│           ・コルチゾールの日内変動消失
│           ・尿中遊離コルチゾール↑
│           └── 副腎CT/MRI
│               ├── 一側性病変
│               │   ├── ・<4cm
│               │   │    ・辺縁整の腫瘍
│               │   │    └── 副腎皮質腺腫
│               │   └── ・≧4cm
│               │        ・辺縁不整の腫瘍
│               │        (男性化徴候あり)
│               │        └── DHEA-S測定
│               │            └── 高値
│               │                └── 副腎皮質癌疑い
│               └── 両側性病変
│                   └── 副腎皮質シンチグラフィ
│                       ├── 一側取り込み
│                       └── 両側取り込み
│                           ・両側性腺腫
│                           ・ACTH依存症
│                             大結節性過形成
│                             (AIMAH)
└── ACTH→～↑
    └── コルチゾール→～↑
        └── ACTH依存性クッシング症候群
            ・クッシング病
            ・異所性ACTH症候群
            ・偽性クッシング症候群
```

解説

- クッシング徴候（満月様顔貌，中心性肥満，赤色皮膚線条など）の存在，難治性高血圧，コントロール困難な糖尿病，低カリウム血症，副腎偶発腫瘍などからクッシング症候群を疑う．早朝安静時の血中コルチゾール，ACTH を同時に測定し，ACTH が低値，コルチゾールが正常〜高値であれば ACTH 非依存性クッシング症候群を，ACTH が正常〜高値，コルチゾールが正常〜高値であれば ACTH 依存性クッシング症候群を疑う．
- ACTH 非依存性クッシング症候群を疑った場合はデキサメタゾン抑制試験，コルチゾール日内変動，遊離コルチゾール測定を行う．また，副腎病変の評価のため画像検査も行う．デキサメタゾン（1 mg，8 mg）によるコルチゾール抑制の欠如，コルチゾール日内変動の消失があり，画像検査で副腎病変があれば副腎性クッシング症候群と診断する．両側に副腎病変を認める場合は各々の機能評価のため副腎シンチグラフィを行う．
- 腫瘍が 4 cm 以上，辺縁不整，男性化徴候がある場合は副腎皮質癌の疑いがある．

ワンポイントアドバイス　副腎皮質癌では DHEA-S が上昇することがあるが，DHEA-S 正常の副腎癌もあるので注意を要する．

文献
1) 成瀬光栄, 他. 内分泌機能検査実施マニュアル. 東京: 診断と治療社; 2009. p.64.

疾患診断基準とアルゴリズム

2 サブクリニカルクッシング症候群

副腎性サブクリニカルクッシング症候群 の 診断基準[1]

Ⅰ．副腎腫瘍の存在（副腎偶発腫）
Ⅱ．臨床症状：クッシング症候群の特徴的な身体徴候の欠如[注1]
Ⅲ．検査所見
　（1）血中コルチゾールの基礎値（早朝時）が正常範囲内[注2]
　（2）コルチゾール分泌の自律性[注3]
　（3）ACTH（副腎皮質刺激ホルモン）分泌の抑制[注4]
　（4）副腎シンチグラフィーでの患側の取り込みと健側の抑制
　（5）日内リズムの消失
　（6）血中 DHEA-S 値の低値[注5]
　（7）副腎腫瘍摘出後，一過性の副腎不全症状があった場合，あるいは付着皮質組織の萎縮を認めた場合

【検査所見の判定】
　（1）（2）は必須，さらに（3）〜（6）のうち1つ以上の所見，あるいは（7）があるとき，陽性と判定する．Ⅰ，ⅡおよびⅢの検査結果陽性をもって本症と診断する．

（注1）高血圧，全身性肥満，耐糖能異常はクッシング症候群に特徴的所見とはみなさない．
（注2）2回以上の測定が望ましく，常に高値の例は本症とみなさない．
（注3）オーバーナイト・デキサメタゾン抑制試験の場合，スクリーニングに1mgの抑制試験を行い，血中コルチゾール値3μg/dL以上のとき，本疾患の可能性が考えられる．ついで8mgの抑制試験を行いそのときの血中コルチゾール値が1μg/dL以上のとき，本疾患を考える．
（注4）ACTH基礎値が正常以下（<10 pg/mL）あるいはACTH分泌刺激試験の低反応．
（注5）年齢および性別を考慮した基準値以下の場合，低値と判断する．

解説

- 副腎偶発腫瘍のなかには，クッシング徴候を示さないが，コルチゾールの自律分泌を認めるサブクリニカルクッシング症候群がある．
- 血中コルチゾールが正常範囲，デキサメタゾン抑制試験が陽性であることが必須項目である．
- これに加えて①ACTH 分泌の抑制，②副腎シンチグラフィーでの患側の取り込みと健側の抑制，③日内リズムの消失，④血中 DHEA-S の低値，のうち 1 つがあるか，もしくは副腎腫瘍摘出後の一過性の副腎不全，付着皮質組織の萎縮を認めた場合は確定診断となる．

文献

1) 名和田新, 他. 厚生省特定疾患「副腎ホルモン産生異常症」調査研究班研究報告書. 1996.

疾患診断基準とアルゴリズム

3 原発性アルドステロン症

　原発性アルドステロン症の診断については，日本高血圧学会および日本内分泌学会により診断治療ガイドラインが作成されている．

原発性アルドステロン症 の 診断フローチャート（日本高血圧学会）[1]

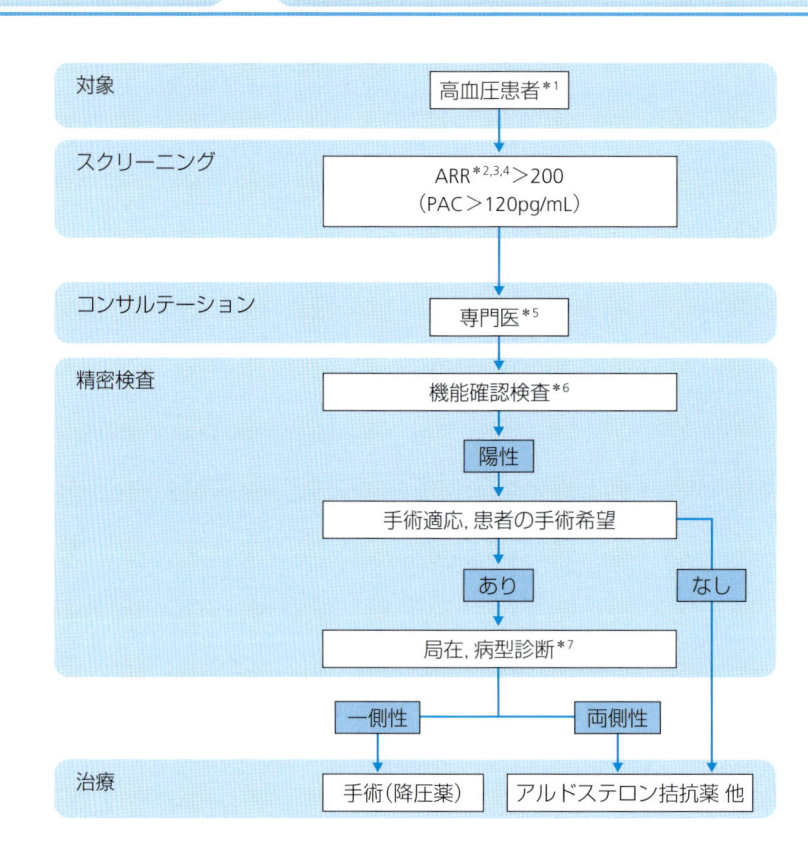

対象	高血圧患者[*1]
スクリーニング	ARR[*2,3,4]＞200（PAC＞120pg/mL）
コンサルテーション	専門医[*5]
精密検査	機能確認検査[*6] → 陽性 → 手術適応，患者の手術希望
	あり → 局在，病型診断[*7] → 一側性／両側性
	なし →
治療	手術（降圧薬） ／ アルドステロン拮抗薬 他

*1: 主にPA高頻度群を対象
*2: ARR：PAC/PRA比
*3: 降圧薬：Ca拮抗薬，α遮断薬などに変更後測定
*4: 可能なかぎり再検査を推奨
*5: 高血圧学会，内分泌学会専門医に紹介
*6: カプトプリル負荷，フロセミド立位負荷，生食負荷，経口食塩負荷のうち少なくとも1つの陽性を確認する．検査当日朝は休薬，早朝から午前9時，空腹，約30分の安静臥床後に実施．
*7: 副腎CT，副腎シンチ，副腎静脈サンプリング

原発性アルドステロン症 の 診断フローチャート（日本内分泌学会）[2]

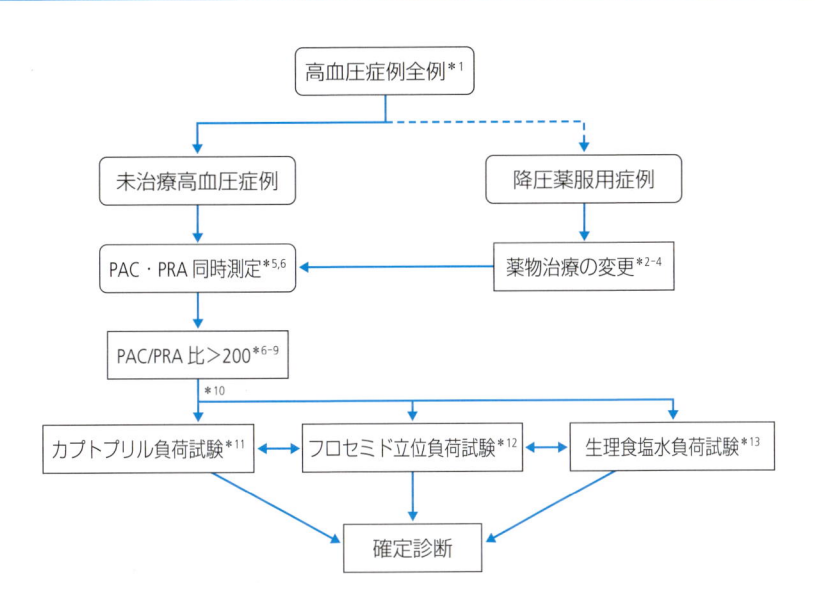

```
              高血圧症例全例*1
              ┌──────┴──────┐
              ↓             ↓
        未治療高血圧症例    降圧薬服用症例
              ↓             ↓
        PAC・PRA 同時測定*5,6 ← 薬物治療の変更*2-4
              ↓
        PAC/PRA 比＞200*6-9
              ↓ *10
    ┌─────────┼─────────┐
    ↓         ↓         ↓
カプトプリル  フロセミド   生理食塩水
負荷試験*11  立位負荷試験*12 負荷試験*13
    └─────────┼─────────┘
              ↓
            確定診断
```

*1: 腎実質性高血圧，腎血管性高血圧，内分泌性高血圧，大動脈縮窄症，脳幹部血管圧迫，睡眠時無呼吸症候群，薬剤誘発性高血圧など二次性高血圧の除外の一環として，ここに示したスクリーニングを行う．

*2: 高血圧の重症度に応じて*3に述べる薬物に変更して，PAC/PRA 測定を行う（利尿薬，アルドステロン拮抗薬は6週間以上，β遮断薬は2週間以上前に中止する）．

*3: 薬物は以下を用いて治療する．
　（1）ブトララジン
　（2）α遮断薬：ドキサゾシンなど
　（3）Ca 拮抗薬：マニジピン，ニフェジピン徐放薬，アムロジピンなど
　ただし，これらの薬剤も RAA 系に影響がある．Ca 拮抗薬には，薬理学的作用としてアルドステロンの合成やその作用の抑制があると報告されており，原発性アルドステロン症の診断が困難となる場合がある．

*4: *3の3薬では血圧コントロールが不十分な症例では，ARB・ACE 阻害薬の追加も考慮する．

*5: 採血は座位で15分間安静後に行ってもよい（可能な限り30分安静臥位での採血がよい）．
　（1）PAC：血漿アルドステロン濃度（pg/mL）
　（2）PRA：血漿レニン活性（ng/mL/hr）
　※諸外国の文献では，PAC の単位として ng/dL が用いられることが多いので注意が必要である

*6: 採血時間は午前を推奨するが，午後の採血では PAC が低下することが知られているので，難治性高血圧症例で多くの降圧薬使用中にスクリーニング検査を行った場合や午後に採血を行った場合は PAC/PRA 比（ARR）＜200 であっても慎重に判断する（なお，最近増悪した高血圧や難治性高血圧症例で，午後の採血において ARR＜200 の場合，午前中の ARR の再検査が有用なことがある）．

*7: 高齢者ではPRA低値を示しARRが増加するため，偽陽性となる例があり，PACの絶対値（>120〜150 pg/mL）を併用すると特異度が上がる．一方で初期の原発性アルドステロン症が見逃されるリスクにも留意する．

また，腎障害，腎不全，透析中では，PRAは低値〜高値と様々であり，判定が困難な場合がある．

*8: 高血圧が重症の例（アルドステロン分泌が著しい）ではARB・ACE阻害薬服用中でも評価可能である．

*9: PRAの代わりに活性レニン濃度（active renin concentration：ARC：pg/mL）使用の際はPAC/ARC比>40で判定する．ARCを用いる場合は，PAC，ARCともに採血後は検体を室温保存できる利点がある．氷冷するとcryoactivationによりARC高値となるので注意が必要である．

【確定診断法】

ARRが高値の場合は，副腎静脈採血による病型分類の前に，3つの確認検査（カプトプリル負荷試験，フロセミド立位負荷試験，生理食塩水負荷試験）の内2種以上の検査を行い，確定診断を行うことを推奨する（前頁フローチャート参照）．なお，これらの検査は原則として専門医療機関で行う．

*10: 以後の精査は低K血症を補正してから行う．JSH 2009に従い塩分制限を行う場合には，検査結果の評価にあたり，PRA上昇によりARRの低下が生じる可能性を考慮すべきである．

*11: カプトプリルによる血管性浮腫，腎血管性高血圧での過度の降圧に伴うショックに注意が必要である．

*12: 脳心血管イベントリスクが高い動脈硬化進行例，不整脈が誘発されうる症例などでは行わない．

*13: 心機能低下例，心不全が疑われる症例などでは行わない．

解説

- 高血圧患者においてアルドステロン濃度（PAC），血漿レニン活性（PRA）を同時測定し，PAC/PRA（ARR）が200以上のものをスクリーニング陽性として機能確認検査を行う．
- 機能確認検査としてはカプトプリル負荷試験，フロセミド負荷試験，生理食塩水負荷試験，経口食塩負荷試験がある．
- 原発性アルドステロン症と診断されれば，手術適応や手術希望を確認して局在診断のため副腎静脈サンプリング，副腎皮質シンチグラフィを行う．

ワンポイントアドバイス

日本高血圧学会の基準では「少なくとも1種類以上の機能確認検査の陽性を確認後，局在診断を実施する」としているのに対して，日本内分泌学会の基準では「2種類以上陽性の場合に原発性アルドステロン症と確定診断する」となっており，ニュアンスが異なる．

文献

1) 日本高血圧学会．高血圧治療ガイドライン2014（改訂中）．
2) 日本内分泌学会臨床重要議題ホームページ（http://square.umin.ac.jp/endocrine/rinsho_juyo/aldosteron_senmon.html, 2010.4改訂）より一部改変．

4 原発性副腎皮質機能低下症

疾患診断基準とアルゴリズム

副腎皮質機能低下症 の 診断フローチャート[1]

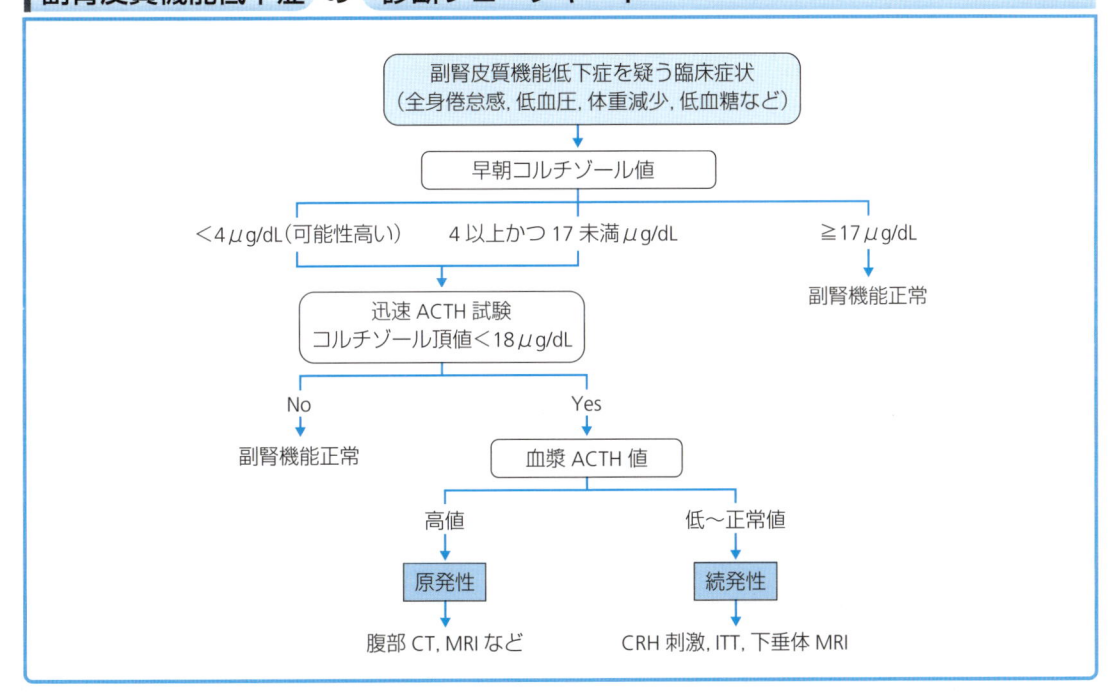

```
副腎皮質機能低下症を疑う臨床症状
（全身倦怠感，低血圧，体重減少，低血糖など）
                ↓
          早朝コルチゾール値
    ┌───────────┼───────────┐
<4μg/dL(可能性高い)  4以上かつ17未満μg/dL   ≧17μg/dL
                            ↓
                         副腎機能正常
          ↓
    迅速 ACTH 試験
  コルチゾール頂値<18μg/dL
    ┌─────┴─────┐
   No           Yes
    ↓            ↓
 副腎機能正常   血漿 ACTH 値
          ┌─────┴─────┐
         高値          低～正常値
          ↓            ↓
        原発性         続発性
          ↓            ↓
     腹部 CT, MRI など   CRH 刺激, ITT, 下垂体 MRI
```

解説

- 副腎皮質機能低下症の症状は多岐にわたり，全身倦怠感，悪心，嘔吐，食欲低下，腹痛，関節痛，腰痛などがある．身体所見上は低血圧，皮膚色素沈着，腋毛・恥毛の脱落が認められる．一般検査所見では低血糖，低ナトリウム血症，高カリウム血症，好酸球増多などがみられる．
- 以上から副腎皮質機能低下症を疑った場合は早朝のコルチゾール値を測定する．午後以降の検査では日内変動により健常人でもコルチゾール値が低下するため注意が必要である．
- 早朝コルチゾール値が低い場合は迅速 ACTH 試験を行う．迅速 ACTH 試験でコルチゾールの反応が不十分であり，ACTH 基礎値の高い場合は原発性副腎皮質機能低下症と診断できる．

文献

1) 明比祐子, 他. 特集 安心・安全なステロイド療法 副腎不全における副腎ホルモン補充療法—グルココルチコイドとミネラルコルチコイドの補充—. 臨床と研究. 2011; 88: 43-9.

疾患診断基準とアルゴリズム

5 腎血管性高血圧

腎血管性高血圧 の 診断フローチャート[1]

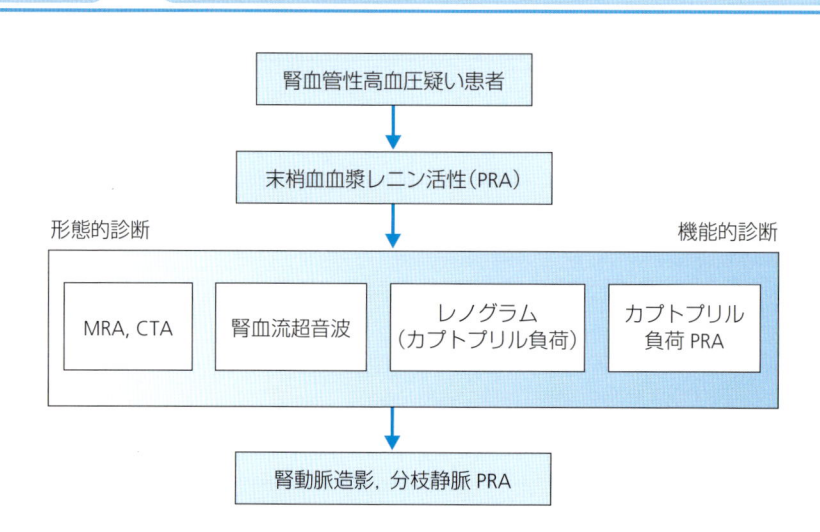

```
           腎血管性高血圧疑い患者
                   ↓
           末梢血血漿レニン活性(PRA)
                   ↓
  形態的診断                      機能的診断
 ┌─────────┬──────────┬──────────────┬──────────┐
 │ MRA, CTA │ 腎血流超音波 │  レノグラム   │ カプトプリル │
 │         │          │（カプトプリル負荷）│ 負荷 PRA  │
 └─────────┴──────────┴──────────────┴──────────┘
                   ↓
           腎動脈造影，分枝静脈 PRA
```

腎血管性高血圧を疑う所見[1]

- 30歳以下または50歳以上で発症の高血圧
- 高血圧の病歴が短い，あるいは最近増悪
- Ⅲ度高血圧，治療抵抗性高血圧
- 他の部位に血管疾患の症状または所見
- ACE阻害薬またはARB開始後の血清クレアチニン値の上昇（特に両側性）
- 腹部の血管雑音
- 腎サイズの左右差（10 mm以上）
- 低K血症（二次性アルドステロン症による）
- 説明しがたい腎不全，うっ血性心不全，肺水腫

解説

- 高血圧患者において，以下のような場合では腎血管性高血圧を疑いレニン，アルドステロンを測定する．
- レニン高値，アルドステロン高値の場合は腎血管性高血圧の可能性がある．
- 腎血流，腎動脈狭窄の有無の評価のための検査としてはカプトプリル負荷試験，カプトプリル負荷レノグラム，腹部血管エコー，CTアンギオ，MRAがある．
- レノグラムは単独では感度，特異度ともに高くなく[1]，検査前にカプトプリル負荷を行う．カプトプリル負荷レノグラムの感度は57〜94％，特異度は44〜98％と報告されている[2]．
- 腹部血管エコーでは腎の大きさの評価のほか，血流速度の測定により腎動脈狭窄を検出することができ，peak systolic velocity は感度85％，特異度92％と有用な指標となる[3]．
- CT血管造影，MRAは他の検査よりも精度が高く[2,4]，CTは特に分枝病変の描出に優れる．MRAは腎機能低下例でも安全に行えるが，ガドリニウム造影MRA，CT血管造影と比較すると感度，特異度ともに低下する．

文献

1) 日本高血圧学会高血圧治療ガイドライン作成委員会, 編. 高血圧治療ガイドライン2009. 日本高血圧学会. 2009.
2) Hirsch AT, Haskal ZJ, Hertzer NR, et al. ACC/AHA 2005 Practice Guidelines for the management of patients with peripheral arterial disease (lower extremity, renal, mesenteric, and abdominal aortic). Circulation. 2006; 113: e463-654.
3) Williams GJ, Mascaskill P, Chan SF, et al. Comparative accuracy of renal duplex sonographic parameters in the diagnosis of renal artery stenosis: paired and unpaired analysis. AJR Am J Roentgenol. 2007; 188: 798-811.
4) Vasbinder GB, Nelemars PJ, Kessels AG, et al. Diagnostic tests for renal artery stenosis in patients suspected of having renovascular hypertension: a meta-analysis. Ann Intern Med. 2001; 135: 401-11.

関連する内分泌機能検査

1 デキサメタゾン抑制試験（副腎疾患）

■ **目的**:
①副腎性クッシング症候群におけるコルチゾールの自律性分泌の有無の確認
②サブクリニカルクッシング症候群におけるコルチゾールの自律性分泌の有無の確認

■ **準備**:
デキサメタゾン（デカドロン®） 1 mg または 8 mg

■ **方法**:
- 前日の 23 時にデカドロン（1 mg または 8 mg）を内服
- 早朝空腹時，30 分安静臥床後採血

【採血項目と採血時間】
ACTH，コルチゾール

■ **判定基準**:
①**クッシング症候群**：1 mg・8 mg 後のコルチゾール≧5 μg/dL で陽性
②**サブクリニカルクッシング症候群**：1 mg 後のコルチゾール≧3 μg/dL かつ 8 mg 後のコルチゾール≧1 μg/dL で陽性

解説

- クッシング症候群とサブクリニカルクッシング症候群の診断に必須の検査である．
- 副腎腫瘍からのコルチゾール過剰分泌がみられる疾患では，外因性のステロイド（デキサメタゾン）を投与しても内因性のコルチゾール分泌が抑制されない．

気をつけよう！

- CYP3A4 誘導薬（抗てんかん薬のカルバマゼピンやフェニトインなど，抗結核薬のリファンピシン）の併用によりデキサメタゾンの代謝が促進し，負荷が不十分となる可能性がある．
- デキサメタゾン投与により高血糖をきたす可能性があり，事前に糖尿病の有無の確認が必要である．血糖コントロール不良例ではあらかじめ血糖コントロールを行い，必要に応じて一時的にインスリン治療を行う．
- 褐色細胞腫ではデキサメタゾン大量（8 mg）投与による高血圧クリーゼの報告があり，施行前に褐色細胞腫を除外する．

ワンポイントアドバイス 　下垂体性クッシング病やサブクリニカルクッシング病の診断のために施行する場合は，投与するデキサメタゾンの量や判定基準が異なる（表6）．

表6 疾患別デキサメタゾン抑制試験

	デキサメタゾン抑制試験			
	少量		大量	
	投与量	陽性カットオフ値	投与量	陽性カットオフ値
クッシング病	0.5 mg	≧5 μg/dL	8 mg	前値の半分以下
サブクリニカルクッシング病	0.5 mg	≧3 μg/dL	8 mg	前値の半分以下
副腎性クッシング症候群	1 mg	≧5 μg/dL	8 mg	≧5 μg/dL
副腎性サブクリニカルクッシング症候群	1 mg	≧3 μg/dL	8 mg	≧5 μg/dL

Q　動脈採血と静脈採血でホルモン測定値は異なりますか？（動脈ライン，中心静脈ラインが入っている患者ではそこからの採血でもよいですか？）

Answer：肺循環での代謝の影響がありホルモン毎で動脈と静脈で値が若干異なる場合がありますが，全てのホルモンで比較されているわけではありません．通常は，動脈と静脈ではホルモン値は変わらないと考えられるため，末梢からの採血が困難な際には動脈ラインや中心静脈ラインからの採血でもホルモン測定は可能です．ただ，そのような患者では，全身状態不良でストレスがかかっていると考えられますので，測定値の評価には注意が必要です．

関連する内分泌機能検査

2 CRH試験（副腎疾患）

■ **目的**：
クッシング症候群とサブクリニカルクッシング症候群におけるACTH分泌の抑制の有無を確認する．

■ **準備**：
CRH（ヒトCRH®注）　100 μg

■ **方法**：
- 早朝空腹時，ルート確保
- 30分安静臥床後ルートから前採血
- CRH 100 μg を緩徐に静注
- 検査中は安静臥床とし，ルートから採血を行う．

【採血項目と採血時間】

時間（分）	0	30	60	90
ACTH	○	○	○	○
コルチゾール	○	△	○	○

■ **判定基準**：
ACTHは基礎値低値，無反応または低反応（前値の1.5倍未満，あるいは頂値60 pg/mL未満），コルチゾールは基礎値高値，無反応または低反応（前値の1.5倍未満）．

解説

- 副腎からのコルチゾールの過剰分泌によるネガティブフィードバックのため，下垂体からのACTH分泌の抑制を確認する検査である．
- クッシング症候群ではACTHの抑制がみられるが，サブクリニカルクッシング症候群ではコルチゾールの自律分泌能の程度に応じて，ACTHの抑制がみられる症例から正常反応を示す症例まで，様々である．

気をつけよう！

- CRH投与後に，動悸，ほてり，悪心などを認めることがあるが，数分程度で自然軽快する．
- 投与前に上記症状が出る可能性があることを説明し，患者の不安を取り除く．
- 本試験はクッシング症候群において，補助的な検査であり必ずしも必要ではない．しかし，サブクリニカルクッシング症候群の診断においては，ACTHの反応性により副腎からのコルチゾール自律分泌能の程度を評価できる．

関連する内分泌機能検査

3 日内変動（副腎疾患）

■ **目的**:
クッシング症候群とサブクリニカルクッシング症候群における副腎からのコルチゾール自律分泌能を評価する．

■ **準備**:
特になし

■ **方法**:
- 早朝空腹時と深夜，30分安静臥床後採血
（必ずしも同日でなくてよいが，同じ条件下での採血が望ましい）

【採血項目と採血時間】

時間（時）	8～9時	23～24時
ACTH	○	○
コルチゾール	○	○

■ **判定基準**:
深夜のコルチゾールが 5 μg/dL 以上の場合，日内変動の消失と判定．

解説

- 通常コルチゾールは朝に一番高く，夜間が最も低くなる．しかし副腎からコルチゾールの自律分泌がある場合，その日内リズムが消失するため，夜間のコルチゾールが低下しない．

気をつけよう！

- 夜間の採血の際に起きて待っている患者さんが時々いるため，消灯し寝ているよう説明しておく．
- 夜間勤務や海外生活の影響で日内変動がずれていることもあるため，入院前の生活環境を聴取する．
- 入院したばかりの状況で夜間コルチゾールを測定すると，緊張や不眠から偽陽性となる場合がある．

関連する内分泌機能検査

4 カプトプリル試験

■ **目的**:
① 原発性アルドステロン症疑い例におけるアルドステロンの自律性分泌の確認
② 腎血管性高血圧症疑い例におけるレニンの過剰分泌を確認

■ **準備**:
カプトプリル（カプトリル®） 25 mg 2錠

■ **方法**:
- 早朝空腹時，ルート確保
- 30分安静臥床後にルートから前採血
- 負荷前の採血を施行後，カプトリルを少量の水で内服
- 検査中は安静臥床とし，ルートから採血を行う．30分毎に血圧，脈拍を測定する．

【採血項目と採血時間】
① 原発性アルドステロン症

時間（分）	0	60	90
PRA	○	○	○
PAC	○	○	○

② 腎血管性高血圧症

時間（分）	0	60
PRA	○	○

■ **判定基準**:
① 原発性アルドステロン症：負荷60分後または90分後のアルドステロン（pg/mL）/レニン活性比（ARR）>200で陽性[1]．
② 腎血管性高血圧症：負荷60分後のPRAが（1）12 ng/mL/hr以上，（2）負荷前より10 ng/mL/hr以上の増加，（3）負荷前より150％以上の増加（負荷前が3 ng/mL/hr未満のときは400％以上の増加），のすべてを満たしたとき陽性．

解説

- 正常ではカプトプリル投与によりアンジオテンシンⅡとアルドステロンは低下し，レニンは上昇する．
- 原発性アルドステロン症ではアルドステロンは自律的に分泌しているため，カプトプリル投与では低下せず，レニンも上昇しないため，ARR は低下しない．
- 腎血管性高血圧症ではアンジオテンシンⅡの増加によるネガティブフィードバックが亢進しているため，カプトプリル投与後のレニン分泌の増加が過大となる．
- 原発性アルドステロン症ではカプトプリル投与後の血圧はそれほど低下しないが，腎血管性高血圧症では血圧低下作用が強い．

気をつけよう！

■ 腎機能障害のある症例では，カプトプリル投与により腎機能の悪化をきたすことがあるので，血清 Cr 2 mg/dL 以上の症例では施行しない．

ワンポイントアドバイス

原発性アルドステロン症と腎血管性高血圧症では採血項目，採血時間が異なることに注意！

◆ 文献

1) 西川哲男，他．日本内分泌学会臨床重要課題―原発性アルドステロン症の診断治療のガイドライン 2009. 日本内分泌学会雑誌．2010; 86（Suppl）: 1-19.

Q カプトプリル試験でのカプトプリルの粉砕は必要ですか？

Answer：カプトプリルは降圧薬として最初に臨床応用された ACE 阻害薬ですが，腎血管性高血圧，原発性アルドステロン症の機能評価を目的とするカプトプリル試験でも使用されています．検査薬として使用する場合は，比較的限定された時間内に内分泌機能への影響を確実に評価する必要があります．このため，当初は吸収を促進する目的で'粉砕'すること，特に，カプトプリルは光に不安定であることから，試験当日朝に'粉砕'することが推奨されてきました．しかしながら，1）粉砕した場合と錠剤で服用した場合との検査結果の差が明確でないこと，2）検査当日朝の薬剤の粉砕が実施困難な場合が少なくないこと，3）粉砕に伴う薬剤量のロスの程度が不明確であること，などの理由から，最近では粉砕不要とされています．

関連する内分泌機能検査

5 生理食塩水負荷試験

■ 目的：
原発性アルドステロン症疑い例におけるアルドステロンの自律性分泌を確認する．

■ 準備：
生理食塩水 2 L

■ 方法：
- 早朝空腹時，ルート確保
- 30分安静臥床後ルートから前採血
- 負荷前の採血を施行後，生理食塩水 2 L を 4 時間（500 mL/hr）で持続点滴する．1 時間毎に血圧を測定する．
- 採血前 20 分間を除いては積極的に排尿を促す．

【採血項目と採血時間】

時間（分）	0	(120)	240
PRA	○	(○)	○
PAC	○	(○)	○

■ 判定基準[1]：
負荷 240 分後の PAC＞60 pg/mL で陽性

解説

- 正常ではナトリウムと水分を点滴することで，レニン抑制によるアルドステロン分泌も抑制されるが，原発性アルドステロン症ではアルドステロン分泌は抑制されない．
- 低カリウム血症を認める場合は輸液負荷により不整脈を誘発することがあるため，施行前にカリウム製剤で補正を行う．
- 高齢者や腎機能低下症例では輸液負荷により心不全を引き起こす可能性があるため，施行には慎重であるべきである．
- 施行前に血圧・カリウムのコントロールを行っていれば，生理食塩水負荷による著しい血圧上昇や低カリウム血症の誘発はまれである．
- 本試験は他の試験と比較してアルドステロン分泌の抑制効果が強いため，特発性アルドステロン症では陰性となる場合がある．

気をつけよう！

- 心機能が低下している症例では輸液負荷により心不全を引き起こすことがあるため，心機能低下が疑われる症例では，施行前に心機能評価を行う．
- 降圧剤による血圧コントロールが不良な症例では，生理食塩水負荷により血圧が上昇することがあるため，施行前に降圧剤による血圧コントロールを行う．試験中に血圧が上昇した場合はカルシウム拮抗薬やα遮断薬などで降圧をはかる．

ワンポイントアドバイス

検査前，検査中の排尿は積極的に行ってもらおう！

文献

1) 西川哲男，他．日本内分泌学会臨床重要課題―原発性アルドステロン症の診断治療のガイドライン 2009. 日本内分泌学会雑誌．2010; 86（Suppl）; 1-19.

Q 安静臥床の機能検査中に，患者さんが採血時間の5分前に立ち上がってしまいました．採血の時間をずらしたほうがよいですか？

Answer：測定項目や検査の種類によります．LH，FSHなどは立位負荷による値への影響はほとんどないと考えられますが，PRA，PACなどは影響があります．また抑制試験では結果が抑制不十分であった際に，本当に抑制不十分であったのか，または立位負荷が影響したのかを区別することは困難となります．測定値への影響が少ないと考えられるホルモンでは予定通りの時間に採血し，影響があると考えられるホルモンでは5分程度安静臥床後に採血を行います．

関連する内分泌機能検査

6 フロセミド立位試験

■ **目的**:
原発性アルドステロン症疑い例において,レニン分泌の抑制を確認することで,アルドステロン過剰分泌を確認.

■ **準備**:
フロセミド(ラシックス®注20 mg) 2アンプル(合計40 mg)

■ **方法**:
- 検査当日は原則として降圧薬は服用なし
- 早朝空腹時,ルート確保
- 30分安静臥床後ルートから前採血
- ラシックス40 mgを静注,2時間立位を保つ(歩行はOK).
- 30分毎に血圧,脈拍を測定する.
- 各採血は原則として立位で実施

【採血項目と採血時間】

時間(分)	0	60	120
血清 Na/K/Cl	○	(○)	○
PRA	○	(○)	○
PAC	○	(○)	(○)

■ **判定基準**[1,2]:
2時間後のPRA<2.0 ng/mL/hである場合:レニンが有意に抑制されており,アルドステロン過剰があると判定する(PAの機能確認検査陽性).PACの判定基準はなく,PRAの動態との関連の評価の参考にする.

D. 副腎および関連疾患

解説

- アルドステロンは主にレニン・アンジオテンシン系で調節され，レニンが上昇するとアルドステロンは上昇，レニンが低下するとアルドステロンも低下する．
- フロセミド立位試験は代表的なレニン分泌刺激試験で，循環血漿量減少と交感神経活性亢進によりレニン分泌を促進する．PAではアルドステロンの過剰分泌によりレニンが抑制され，レニン分泌刺激試験でレニンの増加を認めない．レニンの抑制をアルドステロン過剰分泌の間接的なエビデンスとする．
- PAの機能確認検査の1つであるが，本試験を採用しているのは，わが国だけである．
- レニン分泌刺激試験として長年実施されているが，血圧，血清カリウムに関する慎重なモニタリングを要することから，原則として入院での実施を推奨する．
- フロセミドによる血清カリウムの低下が予想されるため，事前に正常化しておく．
- 検査中の排尿の増加，トイレへの歩行について十分に事前説明しておく．
- PAの機能確認検査としてはアルドステロン過剰分泌の間接的証明法といえる．
- 高齢者，脳心血管系合併症を有する例では実施しない．

気をつけよう！

- 検査中で最も多いのは起立性低血圧による気分不良で，まれに失神することもある．その時点で検査を中止し，座位あるいは臥位で採血，生食を適宜点滴する．
- 検査中の低血圧，意識障害による外傷，合併症は医療事故の原因となるため，慎重に観察する．

文献

1) Nishikawa T, Omura M, Satoh F; Task Force Committee on Primary Aldosteronism, The Japan Endocrine Society. Guidelines for the diagnosis and treatment of primary aldosteronism–the Japan Endocrine Society 2009. Endocr J. 2011; 58(9): 711-21.
2) Ogihara T, Kikuchi K, Matsuoka H, et al. The Japanese Society of Hypertension Guidelines for the Management of Hypertension (JSH 2009). Hypertens Res. 2009; 32(1): 3-107.

関連する内分泌機能検査

7 経口食塩負荷試験

■ **目的**:
原発性アルドステロン症疑い例において，塩分負荷によりアルドステロンの自律性過剰分泌を確認．

■ **準備**:
特になし

■ **方法**:
- 外来で実施する場合（簡便法）：任意の食事条件下で24時間蓄尿──→尿量，尿中 Na, Cr, アルドステロン測定
- 入院で実施する場合（標準法）：食塩負荷（12 g/日）を3日間実施後，24時間蓄尿──→尿量，尿中 Na, Cr, アルドステロン測定

（日）	1	2	3	4
食塩負荷（12 g/日）	○	○	○	—
24時間蓄尿	—	—	—	○

■ **判定基準**:
①**外来で実施した場合**：24時間尿中アルドステロン排泄量≧8 μg/日を陽性
（ただし，24時間尿中 Na 排泄量≧170 mEq/日の場合）[1]
②**入院で実施した場合**：4日目の24時間尿中アルドステロン排泄量≧12 μg/日を陽性
（ただし，24時間尿中 Na 排泄量≧200 mEq/日の場合）[2]

解説

- アルドステロンは主にレニン・アンジオテンシン系で調節され，レニンが上昇するとアルドステロンは上昇，レニンが低下するとアルドステロンも低下する．
- 健常者で食塩負荷をすると循環血漿量が増加し，RASが抑制されてアルドステロンが低下，尿中アルドステロンも減少する．PAではアルドステロン分泌の自律性過剰分泌のため，尿中アルドステロンは低下しない．
- 食塩負荷の方法には生食負荷，ミネラルコルチコイドであるフルドロコルチゾン投与があるが，経口食塩負荷が最も簡便といえる．
- 入院して3日間の食塩負荷が標準的方法である．スクリーニング目的では外来で蓄尿検査を行い，尿中Naが一定以上であれば，食事からの塩分負荷が十分であるとして，アルドステロンの過剰排泄の有無を判定する（簡便法）．
- PAの機能確認検査として用いられるが，わが国での実施率は低い．
- 検査中も降圧薬の服用を継続する．
- 高齢者，脳心血管系合併症を有する例での実施適応は慎重に判断する．
- 蓄尿の正確さ（特に外来）が結果の判定に大きく影響する．
- 外来検査も便宜的に同じ検査名を用いているが，実際には経口的に食塩負荷をしていない．

気をつけよう！

■ 食塩負荷により血圧の上昇，心不全，不整脈などを認めることから，慎重なモニタリングが必要で入院して実施する．

文献

1) Young WF. Primary aldosteronism: renaissance of a syndrome. Clin Endocrinol (Oxf). 2007; 66: 607-18.
2) Nishikawa T, Omura M, Satoh F, et al; Task Force Committee on Primary Aldosteronism, The Japan Endocrine Society. Guidelines for the diagnosis and treatment of primary aldosteronism-the Japan Endocrine Society 2009. Endocr J. 2011; 58 (9): 711-21.

Q 膀胱留置カテーテルが入っている患者さんで，尿中カテコラミンを測定するため塩酸蓄尿をする場合はどのようにしたらよいですか？

Answer：尿中カテコールアミンは6N塩酸を添加せず放置すると，分解され測定値が低値となりますので，偽陰性となる可能性があります．しかし蓄尿バックに塩酸を入れることは逆流があった際など危険です．それゆえ，血中カテコールアミンや随時尿中のメタネフリン分画で評価を行う必要があります．

関連する内分泌機能検査

8 迅速 ACTH 試験

■ 目的：
副腎皮質機能低下症の診断

■ 準備：
- 投与中のグルココルチコイドは可能ならデキサメタゾンに変更し，検査前日から中止する．
- 合成 1-24ACTH 製剤（コートロシン®注） 0.25 mg

■ 方法：
- 早朝空腹時，ルート確保
- 30 分安静臥床後ルートから前採血
- 合成 1-24ACTH 製剤 0.25 mg を緩徐に静注
- 検査中は安静臥床とし，ルートから採血を行う．

【採血項目と採血時間】

時間（分）	0	30	60	90
コルチゾール	○	○	○	○

■ 判定基準：
①正常者：コルチゾール頂値≧18 μg/dL
②副腎皮質機能低下症：コルチゾールが基準を満たさない場合
③副腎皮質機能低下症のうち，原発性（副腎性）では反応がないが，続発性（視床下部，下垂体性）では低反応から無反応まで様々で，本試験での両者の鑑別は困難なことが多い．

解 説

- ACTHは副腎皮質に作用してコルチゾールの合成・分泌を促進する．本検査は合成ACTHを投与して，コルチゾール増加の程度により副腎皮質の予備能を評価する．
- 副腎皮質機能低下症では無〜低反応を示す．
- 原発性と続発性の鑑別には，①血中ACTHの基礎値，②CRH試験，③連続ACTH試験などを行う．
- 原発性と続発性の鑑別は困難なことが少なくない．
- 迅速ACTH試験はPAの機能確認検査，先天性副腎皮質過形成でも実施されるが，採血のタイミング，判定基準は異なるので注意を要する．

気をつけよう！

- ヒドロコルチゾンやプレドニゾロンなどを投与されている場合，これらが血中コルチゾールの測定系で交叉反応を示し，数値に影響することがあるため，デキサメタゾンへの変更，前日の休薬が推奨される．
- 合成ACTHの注射薬にアレルギー症状，ショック症状を示すことがあるので注意を要する．

Q 副腎不全が疑われますが，ホルモンを測定する前にステロイドを開始してしまいました．今後の副腎機能評価をどのようにすべきでしょうか？

Answer：ヒドロコルチゾン（コートリル®）の生物学的半減期は8〜12時間と短いので，検査当日朝の内服をせずに採血を行えば，下垂体-副腎皮質系の評価は可能です．ステロイドの効果が切れる時間を作りたくないならば，検査の期間中はコルチゾール測定に交叉性のないデキサメタゾンでステロイド補充を行い，検査当日朝は服用せずに実施するのがよいといえます．

関連する内分泌機能検査

9 連続 ACTH 試験

■ **目的**:
原発性副腎皮質機能低下症と続発性副腎皮質機能低下症の鑑別診断

■ **準備**:
- グルココルチコイド補充療法中：デキサメタゾンに変更，補充を継続する．
- 持続性合成 1-24ACTH 製剤（コートロシン Z®注）（テトラコサクチド 1 mg/2 mL/バイアル）

■ **方法**:
- 前値として 2 日間蓄尿
- コートロシン Z®注を 0.5 バイアル（0.5 mg/1 mL），朝夕 8 時の合計 2 回（1 日量：テトラコサクチドとして 1.0 mg），または朝 8 時のみに 1 回（1 日量：テトラコサクチドとして 0.5 mg），連続 3 日間筋注する．
- 筋注終了翌日まで蓄尿を継続する．

【測定項目と測定時間】

時間（日）	1	2	3 (～5) 日間			6
コートロシン Z®筋注	―	―	○	○	○	―
24 時間蓄尿（free UF, Cr）	○	○	○	○	○	○
血中コルチゾール	○	○	○	○	○	○

(free UF: 遊離コルチゾール，Cr: クレアチニン)

■ **判定基準**:

	24 時間蓄尿中 free UF，血中コルチゾール*
健常者	前値の 2 から 3 倍以上に増加
原発性副腎皮質機能低下症	増加なし
続発性副腎皮質機能低下症	ピークは遅れるが，最終的には健常者と同程度の増加

*血中コルチゾール：明確な基準はないが，基本的に尿中ホルモンと同様の動態を示す．

解説

- 視床下部・下垂体病変（続発性副腎皮質機能低下症）でACTH分泌が長期間低下すると，副腎皮質が萎縮し，コルチゾール産生能が低下する．このため，迅速ACTH試験で合成ACTHを単回投与してもコルチゾールの反応はなく，副腎病変（原発性副腎皮質機能低下症）との鑑別が困難である．
- 合成ACTHを連続投与すると，副腎皮質のコルチゾールの合成・分泌能が回復し，尿中free UFは増加するが，副腎病変が原因の原発性では増加反応を認めない．
- 従来，原発性と続発性の鑑別に汎用されたが，検査に要する日数が長いことから，現在では①血中ACTHの基礎値，②CRH試験での鑑別が困難な場合に追加して実施されることが多い．
- 原発性副腎皮質機能低下症が明らかな場合は実施する必要はない．
- アレルギー素因のある患者（まれにショック），高齢者，高血圧，心・腎疾患の患者（浮腫，高血圧，乏尿などの可能性），アジソン病や副腎皮質ホルモン剤長期服用患者（クリーゼ，離脱症状の可能性）では実施に十分注意する．
- コルチゾール増加により病態が増悪する可能性のある基礎疾患（結核その他の感染症，糖尿病，消化性潰瘍，精神疾患，クッシング症候群，骨粗鬆症など）がある場合は，実施適応を慎重に判断する．

気をつけよう！

- 禁忌：妊婦ないし妊娠の可能性のある女性
- 尿中ホルモン代謝産物に影響するため，事前の休薬が望ましいとされる薬剤：スピロノラクトン，フロセミド，ジギトキシン，リファンピシンなど．ただし，休薬のリスクは個々の症例で慎重に判断する．
- 蓄尿が不正確であると尿中排泄量が過小評価され，無反応と間違って判定される可能性あり．

ワンポイントアドバイス

短時間作用のコートロシンと持続性のコートロシンZを間違わないよう注意する．

◆文献

田中孝司，他．ACTH試験．日本臨床（増刊：現代臨床機能検査［下巻］）．1997; 55: 345-8.

E 性腺疾患

疾患診断基準とアルゴリズム

1 多嚢胞性卵巣症候群

多嚢胞性卵巣症候群 の 診断基準[1]

Ⅰ．月経異常
Ⅱ．多嚢胞性卵巣
Ⅲ．血中男性ホルモン高値またはLH基礎値高値かつFSH基礎値正常

（注1）Ⅰ～Ⅲのすべてを満たす場合を多嚢胞性卵巣症候群とする．

（注2）月経異常は無月経，稀発月経，無排卵周期症のいずれかとする．

（注3）多嚢胞性卵巣は，超音波断層検査で両側卵巣に多数の小卵胞がみられ，少なくとも一方の卵巣で2～9 mmの小卵胞が10個以上存在するものとする．

（注4）内分泌検査は，排卵誘発薬や女性ホルモン薬を投与していない時期に，1 cm以上の卵胞が存在しないことを確認のうえで行う．また，月経または消退出血から10日目までの時期は高LHの検出率が低いことに留意する．

（注5）男性ホルモン高値は，テストステロン，遊離テストステロンまたはアンドロステンジオンのいずれかを用い，各測定系の正常範囲上限を超えるものとする．

（注6）LH高値の判定は，スパック-Sによる測定ではLH≧7 mIU/mL（正常女性の平均値＋1×標準偏差）かつLH≧FSHとし，肥満例（BMI≧25）ではLH≧FSHのみでも可とする．他の測定系による測定値は，スパック-Sとの相違を考慮して判定する．

（注7）クッシング症候群，副腎酵素異常，体重減少性無月経の回復期など，本症候群と類似の病態を示すものを除外する．

解説

- 多嚢胞性卵巣症候群の診断基準が日本産科婦人科学会の生殖・内分泌委員会により作成されており，2007年に新しい診断基準が作成された．
- 1993年の診断基準では，LHRH試験に対するLHの過剰反応，FSHの正常反応が参考項目としてあげられていたが，2007年に改訂された診断基準ではLHRH試験は項目には入っていない．
- 新しい診断基準は3項目からなり，3項目全てを満たすものを多嚢胞性卵巣症候群と診断する．ただし，クッシング症候群，副腎酵素異常，体重減少性無月経の回復期などの類似の病態を示す疾患を除外する必要がある．

文献

1) 生殖・内分泌委員会 本邦における多嚢胞性卵巣症候群の新しい診断基準の設定に関する小委員会．本邦における多嚢胞性卵巣症候群の新しい診断基準の設定に関する小委員会（平成17年度〜平成18年度）検討結果報告．日産婦誌．2007; 59: 868-86.

関連する内分泌機能検査

1 LHRH試験（婦人科領域）

■ **目的**：
①多嚢胞性卵巣症候群（PCOS）疑い例におけるLHの過大反応の確認
②卵巣性無月経とPCOSの鑑別診断
③中枢性性腺機能低下症（無月経）が視床下部性か下垂体性かの鑑別診断

■ **準備**：
LHRH（LHRH®注） 100 μg

■ **方法**：
- ルート確保（開始時間は午前・午後，食前・食後いずれでもよい）
- 30分安静臥床後ルートから前採血
- LHRH 100 μgを緩徐に静注
- 検査中は安静臥床とし，ルートから採血を行う．

【採血項目と時間】

時間（分）	0	15	30	60	90
LH	○	○	○	○	○
FSH	○	○	○	○	○

■ **判定基準**：
①**PCOS**：血中LHの基礎値が高くかつLHRH試験で過大反応．一方，FSHは基礎値およびLHRH試験での反応は共に正常で，LHの反応と乖離を示す．
②**卵巣性無月経とPCOSの鑑別**：前者ではLH，FSHの基礎値が高く，LHRH試験で両者が過大反応であるのに対して，後者ではLHのみの基礎値が高く，LHRH試験でもLHのみの過大反応を示す．
③**中枢性性腺機能低下症（無月経）の鑑別**：いずれもLH，FSHの基礎値は低いが，LHRH試験での反応は，視床下部性では反応良好であるのに対して下垂体性では低反応である．

解説

- GnRH は視床下部ホルモンで，下垂体に作用して LH と FSH の分泌を促進する．
- LHRH 試験は下垂体の LH，FSH 分泌能を評価することに用いられるが，それに加えて①PCOS 疑い例における LH と FSH 反応の解離の確認，②高 LH 血症を示す卵巣性無月経と PCOS の鑑別診断，③低 LH 血症を示す中枢性性腺機能低下症（無月経）が視床下部性か下垂体性かの鑑別に用いる（図9）．

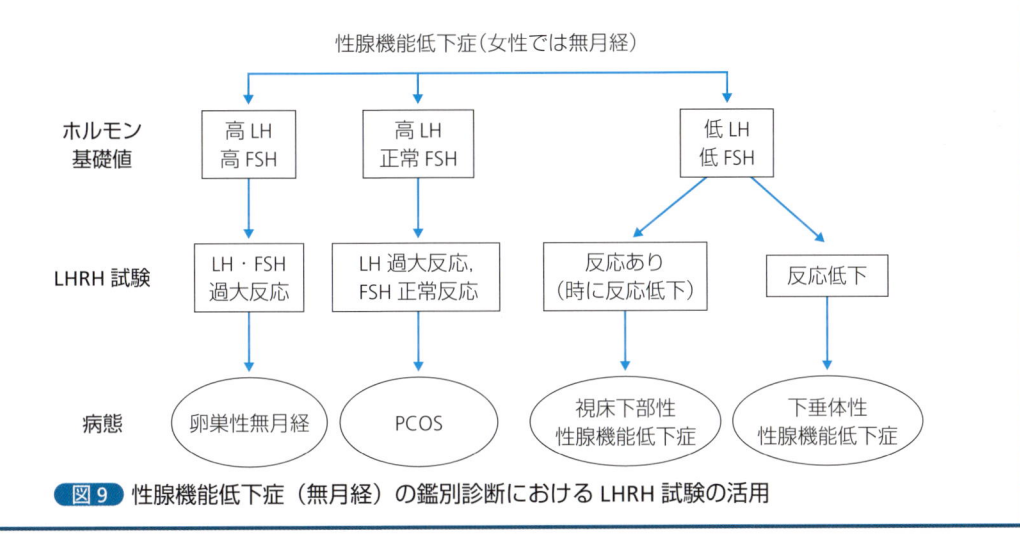

図9 性腺機能低下症（無月経）の鑑別診断における LHRH 試験の活用

ホルモン基礎値	高 LH 高 FSH	高 LH 正常 FSH	低 LH 低 FSH	低 LH 低 FSH
LHRH 試験	LH・FSH 過大反応	LH 過大反応，FSH 正常反応	反応あり（時に反応低下）	反応低下
病態	卵巣性無月経	PCOS	視床下部性性腺機能低下症	下垂体性性腺機能低下症

気をつけよう！

- 先端巨大症などで巨大あるいは嚢胞性変化を有する下垂体腫瘍では下垂体卒中に注意が必要であるが，PCOS や卵巣性無月経では特記すべき副作用はない．
- カウフマン療法による消褪出血直後は，LHRH に対する反応性が低下することから，本試験の実施を避ける．
- LHRH 試験における LH 過大反応は PCOS の診断基準には入っていない．
- 視床下部障害が長期持続した場合は，LHRH 試験に対する下垂体の反応性も低下することから，下垂体性との鑑別は困難である．

文献

1) Lewandowski KC, Cajdler-tube A, Salata I, et al. The utility of the gonadotrophin releasing hormone (GnRH) test in the diagnosis of polycystic ovary syndrome (PCOS). Endokrynol Pol. 2011; 62: 120-8.

F 消化管ホルモン産生腫瘍

1 インスリノーマ
疾患診断基準とアルゴリズム

インスリノーマ の 診断手順[1]

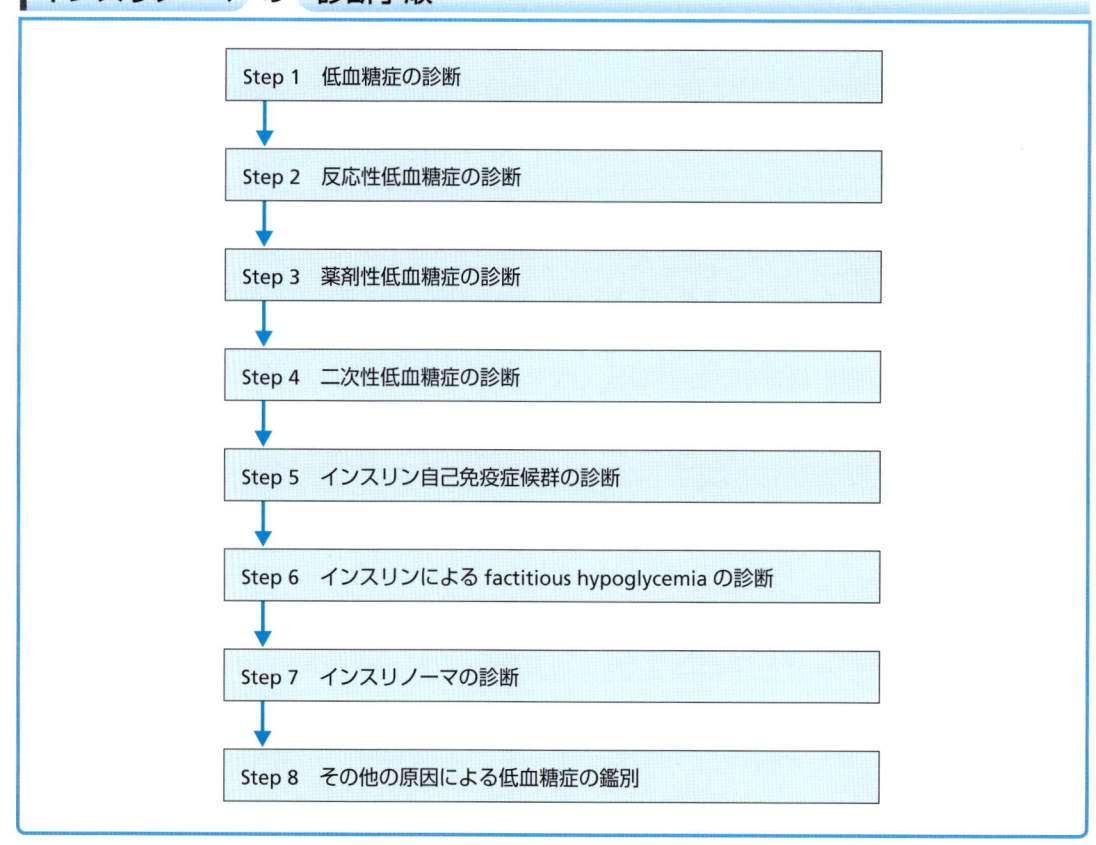

- Step 1　低血糖症の診断
- Step 2　反応性低血糖症の診断
- Step 3　薬剤性低血糖症の診断
- Step 4　二次性低血糖症の診断
- Step 5　インスリン自己免疫症候群の診断
- Step 6　インスリンによる factitious hypoglycemia の診断
- Step 7　インスリノーマの診断
- Step 8　その他の原因による低血糖症の鑑別

解説

- 低血糖症の診断手順を図に示す．
- 反応性低血糖症，薬剤性低血糖症，二次性低血糖症，インスリン自己免疫症候群，インスリンによる factitious hypoglycemia の除外が重要である．
- インスリノーマの診断においてはインスリンの自律分泌を証明することが必要で，基準として Grant の基準（血糖値／血中インスリン＜2.5），Fajans の基準（血中インスリン／血糖値＞0.3），Turner の基準（血中インスリン×100／（血糖値－30）＞50）が用いられているが，いずれも感度，特異度ともに不十分であるとされている．
- 診断に有用な検査としては絶食試験がある．インスリノーマの例では，43％が絶食開始後 12 時間以内に，67％が 48 時間以内に，95％が 48 時間以内に低血糖を呈する．
- 超音波，CT，MRI などの画像診断の陽性率は高くない．画像上腫瘍の存在がはっきりしない場合でも，明らかなインスリンの自律分泌を認める場合は，局在診断のため選択的動脈内カルシウム注入試験を行う．

◆文献

1) 日本糖尿病学会, 編. 糖尿病専門医研修ガイドブック. 改訂第 5 版. 2012. p. 322.

関連する内分泌機能検査

1 絶食試験

■ **目的**:
低血糖患者におけるインスリノーマの診断

■ **準備**:
- グルカゴン（グルカゴン注射用1単位） 1 mg
- 50％ブドウ糖
- 簡易式自己血糖測定器

■ **方法**:
- 血糖値に影響する薬剤の服用は中止する．
- 早朝空腹時ルート確保，前採血後，絶食を開始する．
- 6時間毎に採血し，血糖が60 mg/dL以下になったら，1時間毎に採血し45 mg/dL以下となったら終了[1]．
- 終了後，グルカゴン1 mgを静注し，10分，20分，30分後に血糖測定する．
- 試験終了後，食事摂取

【採血項目と採血時間】

	↓絶食開始			↓グルカゴン静注		
時間（分）	0	6時間毎	1時間毎	10分	20分	30分
血糖（mg/dL）	○	○ →＜60 mg/dL になったら	○ →＜45 mg/dL になったら	○	○	○
IRI	—	—	○			
C-ペプチド	—	—	○			

■ **判定基準**:
血糖＜45 mg/dLの時点で，IRI＞6 μU/mL，C-ペプチド＞0.6 ng/mL，グルカゴン静注後の血糖増加＞25 mg/dLであれば，インスリノーマの可能性が高い．

解説

- 健常者では絶食により血糖が低下するとインスリン分泌が低下して，血糖の恒常性は維持されるが，インスリノーマでは血糖が低下してもインスリン濃度は相対的に高値が維持される．
- 従来，IRI が血糖に対して相対的に高値であることの指標（Fajans index，Grunt index，Turner index）が用いられたが，当時の IRI 測定法と比較して現在の測定法はより特異的で絶対値が低値となっているため，それら指標の有用性は低くなっている．
- インスリノーマの診断には腫瘍の局在診断が必要で，CT，MRI で腫瘍の局在が明確でない場合は選択的動脈内カルシウム注入試験を実施する．
- 低血糖後，グルカゴン注射用 1 mg を静注し，10 分，20 分，30 分後に血糖測定し，グルカゴン静注後の血糖増加 > 25 mg/dL であれば，インスリノーマの可能性が高い[2]．
- 絶食とそれに伴う低血糖をもたらす検査で，重篤な合併症をきたす可能性がある点を十分に認識しておく必要がある．
- 低血糖の原因となる反応性低血糖，薬剤性（アルコール，降圧薬や抗不整脈薬の一部など），副腎不全などの内分泌疾患，インスリン自己免疫症候群，などの他の原因を除外した後に，実施の判断を行う．
- 検査の目的，必要性，副作用などを事前に患者に十分説明し，実施の同意を取得しておく必要がある．
- 血糖の推移を十分に観察し，低血糖時の迅速な処置が必要であることから，①入院での実施，②担当医の慎重な観察下の実施が重要である．

気をつけよう！

- インスリノーマではほぼ全例が 72 時間以内に低血糖をきたすため，絶食試験の絶食は 72 時間を限度とする．
- 低血糖症状が出現した場合は，50%ブドウ糖の静注による迅速な治療が必要である．
- 溶血血清では IRI が偽低値となるため注意を要する．

ワンポイントアドバイス

空腹時に低血糖はみられず，食後に低血糖が誘発される症例が 6%程度存在し，反応性低血糖との鑑別が必要である．

文献

1) Service FJ. Hypoglycemic disorders. N Engl J Med. 1995; 332: 1144-52.
2) Placzkowski KA, et al. Secular trends in the presentation and management of functioning insulinoma at the Mayo Clinic, 1987-2007. J Clin Endocrinol Metab. 2009; 94: 1069-73.

関連する内分泌機能検査

2 選択的動脈内カルシウム注入試験（SACI または ASVS）

■ 目的：
インスリノーマにおけるインスリン過剰分泌および病変の局在診断

■ 準備：
- 血糖値に影響する薬剤の服用は前日から中止する．
- 検査を依頼する内科医と検査を実施する放射線科医が事前に十分な打ち合わせを行う．
- 4カ所の動脈にカルシウム（Ca）を注入し，経時的採血を行うため，採血管のラベル（部位と時間）の確認を十分に行う．
- グルコン酸カルシウム（カルチコール®注　8.5％）
- 50％ブドウ糖

■ 方法：
- 右大腿動脈と静脈にシェファードフックカテーテルを挿入する．
- 静脈カテーテルは右肝静脈に留置し採血に用いる．
- 動脈カテーテルは，胃十二指腸動脈（GDA），上腸間膜動脈（SMA），脾動脈（SpA），固有肝動脈（PHA）に順次挿入し，少なくとも5分間隔でグルコン酸カルシウム（0.025 mEq/kg）を注入する．
- 各動脈への Ca 注入毎に右肝静脈から 30 秒毎に 2 分間まで採血（0, 30 秒, 1 分, 1 分 30 秒, 2 分後）する．
- 採血項目：IRI

Ca 注入	↓GDA	↓SMA	↓SpA	↓PHA
肝静脈採血	0・30・60・90・120（秒）	0・30・60・90・120（秒）	0・30・60・90・120（秒）	0・30・60・90・120（秒）
IRI	○	○	○	○

■ 判定基準：
IRI の増加が前値の 2 倍以上の場合，当該動脈の支配領域にインスリノーマが存在

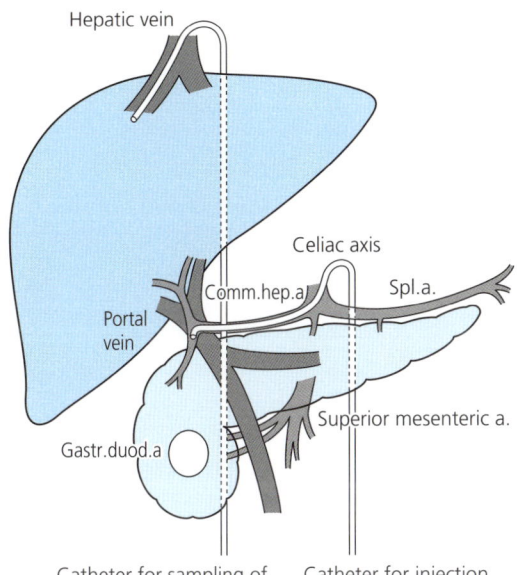

図10 選択的動脈内カルシウム注入試験
Ca を注入する 4 つの動脈と負荷後に IRI 測定のための採血を行う肝静脈の位置を示す（文献 2 より引用）

解 説

- インスリノーマでは正常の膵 β 細胞には発現していない Ca 感知受容体が発現しており，Ca 負荷により腫瘍からのインスリン分泌が増加する．
- 膵臓を支配する動脈毎に選択的に Ca を注入し，分泌される IRI 測定により，インスリン分泌の過剰と腫瘍の局在診断を行う．
- インスリノーマの多くは 1 cm 以下の微小腫瘍で，画像検査（CT, MRI）での検出率は約 50％である．インスリノーマが疑われたが，画像検査で腫瘍の局在が不明確な場合に本検査を実施する．
- カルシウム注入に伴い，熱感，顔面紅潮，発汗，動悸などが出現するが，通常は一過性である．

気をつけよう！

- 検査中に低血糖（＜50 mg/dL），低血糖症状を認めたら，50％ブドウ糖注射により迅速に対処する必要がある．
- 血管造影の際の造影剤によるアレルギーなどの一般的な副作用に注意する．
- 各動脈の採血が 5 本になるため，動脈名と採血時間が確実でないと，診断が不可能となる．
- 溶血血清では IRI が偽低値となるため注意を要する．

文献

1) Doppman JL, Miller DL, Chang R, et al. Insulinomas: localization with selective intraarterial injection of calcium. Radiology. 1991; 178: 237-41.
2) Imamura M. Recent standardization of treatment strategy for pancreatic neuroendocrine tumors. World J Gastroenterol. 2010; 16: 4519-25.

附表 血中 IGF-I 濃度基準範囲[1]　　　　　　　　　　　　　　　　　　　　　　　　　　　　平成 24 年度改訂

男性 -2SD	-1SD	中央値	+1SD	+2SD	年齢	女性 -2SD	-1SD	中央値	+1SD	+2SD
142	214	301	405	526	18	188	247	326	431	574
143	210	292	389	501	19	182	238	311	408	539
142	204	280	368	470	20	175	226	293	381	499
139	197	265	345	436	21	168	214	275	355	459
135	188	251	323	405	22	161	204	259	331	425
131	180	237	304	379	23	155	195	247	312	397
128	173	226	287	356	24	151	189	237	297	375
125	167	216	273	337	25	147	183	228	286	358
119	163	212	268	329	26	146	180	223	274	336
116	159	208	262	322	27	141	176	217	267	328
114	155	203	256	315	28	137	171	212	261	320
111	152	199	251	309	29	133	166	206	254	312
109	149	195	246	303	30	129	162	201	248	304
107	146	191	241	297	31	126	158	196	242	297
105	143	187	237	292	32	122	154	192	237	290
103	141	184	233	287	33	119	150	187	231	283
102	138	181	229	283	34	115	146	183	226	277
100	136	178	226	279	35	112	142	178	221	271
99	134	175	222	275	36	109	139	174	216	265
97	132	173	219	272	37	106	135	170	211	260
96	131	171	217	269	38	103	132	166	207	254
95	129	168	214	266	39	100	129	163	203	250
94	127	166	212	263	40	98	126	159	199	245
94	126	165	209	261	41	95	123	156	195	240
93	125	163	207	259	42	93	120	153	191	236
92	124	161	206	257	43	90	117	150	188	233
92	123	160	204	255	44	88	115	147	185	229
91	122	159	202	253	45	87	113	145	182	226
90	120	157	199	250	46	85	111	142	180	224
90	120	156	199	250	47	83	109	140	177	221
89	118	154	197	248	48	82	108	138	176	219
88	117	153	196	246	49	81	106	137	174	218
87	116	152	194	245	50	80	105	135	172	216
87	115	151	193	243	51	79	104	134	171	215
86	114	149	192	242	52	78	102	133	169	213
85	114	148	190	240	53	77	101	131	168	212
84	113	147	189	239	54	76	100	130	167	211
84	112	146	188	238	55	75	99	129	165	210
83	111	145	187	237	56	74	98	128	164	208
82	110	144	186	236	57	73	97	126	162	207
81	109	143	185	235	58	72	95	125	161	205
80	108	142	184	233	59	71	94	123	159	203
79	107	141	182	232	60	70	93	121	157	201
77	105	140	181	230	61	69	91	120	155	198
76	104	138	180	228	62	68	90	118	153	196
75	103	137	178	226	63	66	88	116	151	194
73	101	135	176	224	64	65	87	114	149	191
72	100	134	174	221	65	64	85	112	146	188
70	98	132	172	219	66	62	84	110	144	186
68	96	130	170	216	67	61	82	109	142	183
66	95	128	168	213	68	60	80	107	139	180
65	93	126	165	209	69	59	79	105	137	177
63	91	124	162	206	70	57	77	103	135	175
61	89	122	160	202	71	56	76	101	133	172
58	87	119	157	198	72	55	75	100	131	170
56	84	117	153	194	73	54	73	98	129	167
54	82	114	150	190	74	53	72	96	127	165
52	80	112	147	185	75	52	71	95	125	163
50	78	109	144	181	76	50	69	93	123	160
48	75	106	140	177	77	49	68	92	121	158

◆文献

1) 大磯ユタカ. 他. 先端巨大症および下垂体性巨人症の診断と治療の手引き（平成 24 年度改訂）. 厚生労働科学研究費補助金. 難治性疾患克服研究事業　間脳下垂体機能障害に関する調査研究班　平成 24 年度　総括・分担研究報告書. 2013.

編集協力者から

　私が内分泌疾患の診療に関わるようになったのは医師になって4年目のときでしたが，糖尿病専門の病院であったため内分泌機能検査を行う機会が少なく，たまに必要に迫られて実施するときには，うまくできるかどうか，大変緊張したことが思い出されます．またいざ結果が出ても，意外にその解釈に頭を悩ませられることも多々経験しました．本書は，その頃の私のような状況の先生方の手元で，少しでも役立って欲しいという願いを込めて，執筆，編集を担当させていただきました．

国立病院機構京都センター内分泌代謝内科　中尾佳奈子

　内分泌疾患を診療するにあたり，内分泌機能検査の実施と評価は必須です．しかし多くの機能検査があり，その評価も疾患ごとに様々であることから，内分泌の初心者だった頃は大変苦労した思い出があります．私の場合は幸いにも多くの先輩医師の指導を受けることができ，経験を重ねることで機能検査の理解を深めることができましたが，そのような環境はむしろ例外的だと思います．本書では自分自身の経験をもとに，初心者にも理解しやすい内容にすること，実際の経験談を載せることで，わかりやすく，使いやすいものにすることを心がけました．本書が先生方の内分泌疾患診療のお役に立てれば幸いです．

国立病院機構京都センター内分泌代謝内科　立木美香

　後期研修も残すところ3カ月．初めて負荷試験を学んだのは初期研修医1年目のときでした．当時は検査結果を見てもよくわからず，結果と教科書を交互に見ながら必死に考えたのをよく覚えています．勉強するときには苦労しましたが，結果を読み解いてその組み合わせで診断に近づいていく過程が楽しくて内分泌に興味を持つようになりました．負荷試験は種類も多く，同じ検査でも疾患によって検査方法が違うなど，難しいと感じるところが多いですが，本書が少しでも負荷試験を学ぶ医師の助けになれば幸いです．

国立病院機構京都センター内分泌代謝内科　植田洋平

索 引

あ行

異所性 ACTH 症候群	40
異所性クッシング症候群	37
インスリノーマ	86, 88, 90
インスリン低血糖試験	44
オクトレオチド試験	28

か行

下垂体機能低下症	30, 32, 34
下垂体前葉機能低下症	16
下垂体卒中	31, 35, 47
カプトプリル試験	65, 70
間脳下垂機能障害	21
奇異性上昇	33, 35
奇異性増加	31
偽性クッシング症候群	40
機能確認検査	60, 62
巨大下垂体腫瘍	31, 33
クッシング症候群	56, 68
クッシング病	12, 34, 36, 37, 38, 40
経口食塩負荷試験	76
経口ブドウ糖負荷試験	24
原発性アルドステロン症	60, 70, 72, 74, 76
原発性副腎皮質機能低下症	63, 80
高 PRL 血症	11
高カルシウム血症	49
甲状腺機能亢進症	53
甲状腺機能低下症	53
甲状腺中毒症	53
高張食塩水負荷試験	23, 50
ゴナドトロピン分泌刺激試験	18
ゴナドトロピン分泌低下症	18

さ行

採血条件	6
サブクリニカルクッシング症候群	58, 66, 68
サブクリニカルクッシング病	36, 38
サンドスタチン	28
小児 GH 分泌不全症	45
心因性多飲	49
腎血管性高血圧	64
腎血管性高血圧症	70
腎性尿崩症	23
迅速 ACTH 試験	63, 78
水制限試験	22
水中毒症状	41
成人成長ホルモン分泌不全症	19
生理食塩水負荷試験	72
絶食試験	87, 88
潜在性甲状腺機能亢進症	53
潜在性甲状腺機能低下症	53
選択的静脈洞血サンプリング	14
選択的動脈内カルシウム注入試験	90
先端巨大症	8, 24, 26, 28, 30, 32, 34
続発性副腎皮質機能低下症	80

た行

多嚢胞性卵巣症候群	82, 84
中枢性性腺機能低下症	84
中枢性尿崩症	22
低カリウム血症	49
低血糖	45
デキサメタゾン抑制試験	12, 14, 36, 37, 57, 66
デスモプレシン	40
同意取得	5
特定疾患	21

な行

日内変動	38, 57, 69
尿中アルドステロン排泄量	76
尿崩症	22, 48, 50
ネガティブフィードバック機構	2

は行

バゾプレシン試験	22
ピトレシン	48
副甲状腺ホルモン	54
副腎性クッシング症候群	66
副腎皮質機能低下症	78
ブドウ糖負荷試験	9
フロセミド立位試験	74
ブロモクリプチン試験	26

プロラクチノーマ	10, 26, 30		**G**	
プロラクチン	18	GHRH 試験		46
分泌低下症	18	GHRP-2 試験		19, 42
ホメオスターシス	2	GH 分泌不全		46
ま行		GH 分泌不全症		44
水制限試験	23, 48	Grant の基準		87
ら行			**I**	
連続 ACTH 試験	80	IGF-Ⅰ		92
A		IGF-1		9
ACTH 分泌刺激試験	17		**L**	
ACTH 分泌低下症	17	LHRH 試験		32, 84
C			**P**	
CRH 試験	34, 68	PTH		54
D			**T**	
DDAVP 試験	12, 40, 50	TRH 試験		9, 30
F		TSH 分泌刺激試験		16
Fajans の基準	87	TSH 分泌低下症		16
		Turner の基準		87

できる！わかる！内分泌機能検査　Ⓒ

発　行	2014年1月25日　初版1刷
編集者	成瀬光栄
発行者	株式会社　中外医学社 代表取締役　青木　滋

〒162-0805　東京都新宿区矢来町62
電　　話　03-3268-2701(代)
振替口座　00190-1-98814番

印刷・製本/三報社印刷(株)　　　　　　　〈KS・HO〉
ISBN 978-4-498-12354-0　　　　　　　Printed in Japan

JCOPY　＜(社)出版者著作権管理機構 委託出版物＞

本書の無断複写は著作権法上での例外を除き禁じられています．複写される場合は，そのつど事前に，(社)出版者著作権管理機構（電話 03-3513-6969, FAX 03-3513-6979, e-mail: info@jcopy.or.jp）の許諾を得てください．

v